AF880136

Tim Siegler · Neuanfang – Der erste Schritt in ein zweites, suchtfreies Leben

Tim Siegler

Neuanfang – Der erste Schritt in ein zweites, suchtfreies Leben

Autobiographie

AUGUST VON GOETHE LITERATURVERLAG

FRANKFURT A.M. • WEIMAR • LONDON • NEW YORK

Die neue Literatur, die – in Erinnerung an die Zusammenarbeit Heinrich Heines und Annette von Droste-Hülshoffs mit der Herausgeberin Elise von Hohenhausen – ein Wagnis ist, steht im Mittelpunkt der Verlagsarbeit. Das Lektorat nimmt daher Manuskripte an, um deren Einsendung das gebildete Publikum gebeten wird.

Bibliografische Information der Deutschen Nationalbibliothek
Die Deutsche Nationalbibliothek verzeichnet diese Publikation in der Deutschen Nationalbibliografie; detaillierte bibliografische Daten sind im Internet abrufbar über http://dnb.d-nb.de.

Dieses Werk und alle seine Teile sind urheberrechtlich geschützt.

Lektorat: Dr. Helga Miesch
Titelbild: A. Dreher / pixelio.de

Websites der Verlagshäuser der Frankfurter Verlagsgruppe:

www.frankfurter-verlagsgruppe.de
www.frankfurter-literaturverlag.de
www.frankfurter-taschenbuchverlag.de
www.publicbookmedia.de
www.august-goethe-literaturverlag.de
www.fouque-literaturverlag.de
www.weimarer-schiller-presse.de
www.deutsche-hochschulschriften.de
www.deutsche-bibliothek-der-wissenschaften.de
www.haensel-hohenhausen.de
www.prinz-von-hohenzollern-emden.de

Nachdruck, Speicherung, Sendung und Vervielfältigung in jeder Form, insbesondere Kopieren, Digitalisieren, Smoothing, Komprimierung, Konvertierung in andere Formate, Farbverfremdung sowie Bearbeitung und Übertragung des Werkes oder von Teilen desselben in andere Medien und Speicher sind ohne vorgehende schriftliche Zustimmung des Verlags unzulässig und werden auch strafrechtlich verfolgt.

Gedruckt auf säurefreiem, alterungsbeständigem Papier, hergestellt aus chlorfrei gebleichtem Zellstoff (TcF-Norm).

Printed in Germany

ISBN 978-3-8372-1682-0

©2015 FRANKFURTER LITERATURVERLAG FRANKFURT AM MAIN

Ein Unternehmen der Holding
FRANKFURTER VERLAGSGRUPPE AKTIENGESELLSCHAFT
In der Straße des Goethehauses/Großer Hirschgraben 15
D-60311 Frankfurt a/M
Tel. 069-40-894-0 • Fax 069-40-894-194
E-Mail lektorat@frankfurter-literaturverlag.de

Für besondere Menschen
in besonderer Zeit

Inhalt

Vorwort ... 9

Eine Zwischenrechnung ... 10

„Mein Name ist...“ ... 17

Die Welt lügt nicht, ich aber schon ... 18

„Die Diskrepanz zwischen innerer Anforderung und den vorhandenen Ressourcen“ ... 19

Kindheit war doch schön, oder... ... 21

Der Genuss, verlernbar oder erlernbar? ... 26

Hoffnung ist keine Strategie... ... 32

Lebenswerk ... 37

Vergänglichkeit kann später kommen... ... 39

Therapie ist Arbeit ... 42

„Da steh’ ich nun, ich armer Thor, und bin nicht unbedingt klüger als zuvor...“ ... 44

Ziele ... 46

Anfang nach dem vorzeitigen Ende ... 48

Neues Jahr: alles neu ... 50

Mitten im Leben ... 51

Von der Freundschaft im Glückskeks ... 56

Was sein wird ... 58

Danke... ... 59

Vorwort

Wenn man nach neunundzwanzig Lebensjahren die Chance auf einen Neuanfang bekommt, dann muss schon ein erheblicher Bruch im Leben stattgefunden haben. Bei mir war es so. Die letzten Jahre waren hart, aber erfolgreich. Es ging stetig bergauf. Zuviel für mich, meinen Geist und meinen Körper. Ich griff zur Flasche, um den Druck, den ich mir meist selbst aufgebaut hatte, zu kompensieren. Es hat auch anfangs gut geklappt. Anfangs. Schnell wurde es zur Selbstverständlichkeit. Der Körper machte dies nur eine gewisse Zeit mit und so kam, was kommen musste. Der totale Zusammenbruch. Das Eingeständnis, das eigene Leben so nicht mehr führen zu können. Es musste ein Umbruch her. Doch das ist nicht leicht. Immerhin habe ich neunundzwanzig Jahre Leben vorzuweisen. Man baut sich etwas auf, schafft Wurzeln, versucht, sich im Leben zu positionieren. Und dann soll alles mit einem Mal umgekrempelt werden? Nein, es geht wirklich nicht so einfach. Es ist ein Prozess, den ich im Folgenden zu beschreiben versuche.

Ein Prozess, der weh tut. Einer, der Wahrheiten verlangt, und einer der sich entwickeln muss. Alles beginnt mit dem Annehmen, dem Akzeptieren des eigentlichen Problems. Dem Alkohol. Dem Feind in der Flasche. Manchmal muss man eben einfach durch die Hölle gehen, um einiges klarer zu sehen. Es geht im Großen und Ganzen immer um die nackte Wahrheit, vor die im Verlauf der Sucht die Maske des Irrglaubens, der Vertuschung, sogar der Lüge gespannt wurde. Das Innere muss komplett nach außen gekehrt werden und man, beziehungsweise ich, muss nach Antworten suchen. Antworten, die die Sucht ebenfalls verwischt hat. Das Grundprinzip in der Sucht war das Vergessen der Realität, des eigenen Ichs. So bin ich also nach neunundzwanzig Jahren am Rand eines Abgrunds angekommen, der den ersten Teil meines Lebens unabänderlich beendete.

Eine Zwischenrechnung

Am Ende des ersten Lebensteils steht das Nichts. Es ist groß, schwarz und ein leerer Raum. Der leere Raum wird von einem monumentalen Fragezeichen ausgefüllt, das unaufhörlich darauf pocht, beantwortet zu werden. Doch ich kann es nicht allein. Noch nicht. Dieses Fragezeichen, das sich dick und fett in den Alltag eingebrannt hat, pulsiert in jeder Sekunde, zwingt mich, von selbst Antworten zu finden.

Doch wie? Mit therapeutischer Hilfe? Der Familie? Ja sogar der Medizin? Alles ist möglich, aber der Startschuss muss, ja muss von mir kommen. Im Radio läuft der Queen-Hit „Show must go on“. Ist das mein Signal? Kann ich damit den Nullpunkt, von dem aus alles Neue geleitet wird, definieren?

Klar ist, an einem Fixpunkt ist der Neuanfang nicht festzumachen. Die Leere füllt sich nicht allein durch meine persönliche Mithilfe von innen, sondern auch durch Hilfestellungen von außen. Das „Nicht-alleine-machen-können“ ist neu für mich. Ich muss mich darauf einlassen, dass ich Hilfe durch Dritte zulasse. Zu dem Eingeständnis, sich selbst gegenüber in der Vergangenheit die falschen Schlüsse gezogen zu haben und falsche Wege gegangen zu sein, muss ich erst noch kommen.

Hilfe zulassen, heißt nicht, sich selbst nicht helfen können. Heißt nicht, versagt zu haben. Heißt nicht, schwach zu sein. Es bedeutet viel mehr, realistisch auf eigene Situationen aufmerksam zu werden und manchmal sich auch die Augen öffnen zu lassen. Es geht immer weiter, hier ist nicht Schluss. Das ist nicht das Ende wie bei einer unheilbaren Krankheit oder bei Schicksalsschlägen. Ich kann handeln, ich bin in der Lage zu handeln und ich will handeln. Selbstständig. Mit Hilfe!

Herbstanfang. Der Nebel hängt in den Hügeln des Thüringer Waldes. Schwer wie ein Vorhang breitet er sich aus, nur um dann den leichten Sonnenstrahlen des Morgens Platz zu machen. Es scheint, als ob die Zeit stillsteht. Nur die sich verfärbenden Blätter zeugen vom Fortgang der Uhr. Die dunkelgrünen Blätter verändern sich in goldgelbe oder rostrote, bis sie sterben und langsam, im Spiel des Windes, zu Boden segeln. So muss auch Goethe die Natur empfunden haben. Die herbstliche Ruhe, die wogenden Tannen und die einzeln noch vernehmbaren Vogellaute. Der Wald lädt zum Spazieren ein. Lang und dunkel zieht er sich über die Hügelketten. Romantische Höfe, Burgen und kleine Ortschaften prägen das Landschaftsbild und zwingen zum Nachdenken und Innehalten.

Und man steht inmitten dieser Umgebung und muss das Wort „Stille" erst einmal begreifen. Wie kann ein Wort, das das Nichts bedeutet ausgesprochen werden und wie fühlt es sich an? Was ist der Unterschied zwischen innerer und äußerer Stille? Wieder prägen Fragen den Gedankenablauf. Kann ich im Innern überhaupt still sein? Die Gedanken schweben stets weiter, aber nicht zu denken geht nicht, ja, es gibt keinen „Nullgedanken". Man denkt ständig nach, über das private Leben, den Beruf oder so simple Gedanken wie „Was werde ich heute essen?". Schon beim Überqueren der Straße legt man sich im Kopf zurecht, in welche Richtung man weiterlaufen möchte.

Denken heißt auch, Entscheidungen treffen. Das bedeutet also, dass wir unser ganzes Leben, bewusst oder unbewusst, alles im Kopf voraus denken, mal reiflich durchdacht handeln, mal spontan. Zwingt uns also das Denken in eine Schiene, von der wir annehmen, dass diese der richtige Weg ist oder haben wir noch die Möglichkeit, Schranken zu bilden und andere Wege einzuschlagen? Ich denke, nein, ich weiß, ja wir haben sie! Es gibt Möglichkeiten, neue Wege zu gehen und zu denken. Manchmal ist dafür ein Schnitt nötig, kein einfacher. Es ist häufig der tiefe Einschnitt, der neue Wege begehbar macht, ähnlich wie beim Straßenbau. Am Anfang steht nichts, dann muss man mit schwerem Gerät Steine und Geröll wegschaffen, um am Ende den glatten Asphalt zu legen mit unbekanntem Ende. Aber auch diese neue Straße wird wiederum Ausfahrten besitzen, Baustellen hervorbringen, Rastplätze zum Nachdenken schaffen oder auch mal in einem Stau zum Innehalten zwingen. Doch Vorsicht, sie wird auch wieder eine Überholspur bieten, die zum Rasen einlädt. Sie darf auch genutzt werden, aber in gesunder Dosierung. Rechts überholen, den erlaubten Weg verlassen, ist verboten. Aber man sollte sich stets im Klaren sein, dass Rasen zu erhöhtem Benzinverbrauch führt und ohne rechtzeitigen Tankstopp in einer Panne endet.

Oder 1912, auf der Titanic. Alle saßen in einem Boot, beziehungsweise Schiff. Der Eisberg kam, wurde gerammt und das Schiff sank. Die Tragödie nahm ihren Lauf und Hoffnungen starben, als nicht genug Rettungsboote zur Verfügung standen. Der eiskalte Nordatlantik verschlang die gut gekleideten, erfrorenen Seelen. Wir sitzen auch in einem Schiff, den Eisberg, unseren Eisberg, hat jeder für sich selbst schon gerammt. Mal härter, direkter und mal fast unmerklich leise, aber zum Sinken reichte es. Unser Glück ist, dass für jeden ein Platz in den Rettungsbooten da ist. Man hat sogar so viel Raum, um sein eigenes Päckchen mitzunehmen. Außerdem hat die Rettungsmannschaft für genug Ruder gesorgt, so dass man mit vereinten Kräften, mit jedem Ruderschlag der Unglücksstelle weiter entkommen kann. Der Abstand wird zwischen dem Passierten und dem rettenden Jetzt von Minute zu Minute, von Stunde zu Stunde größer. Man lässt alles hinter sich und für den erneuten Ernstfall hat man ja nun seine Rettungsweste.

Wieder geht die Sonne über dem Thüringer Wald auf. Bäche plätschern und geben den Eindruck des fließenden Lebens wieder. Der Bach wird irgendwann zum Strom, er reißt alle Gedanken mit sich und spült sie in weiter Ferne in ein Meer, das alles sammelt und aufsaugt, so dass neues Wasser nachfließen kann. Stromschnellen müssen immer überwunden werden, Wasserstrudel lauern als Gefahren versteckt am Wegesrand. Ich laufe. Die Äste unter meinen Sohlen brechen unter dem Druck meines Körpers. Die Steine, die ich unter mir spüre, stellen keine Hindernisse dar. Sie lassen mich über sie hinweg laufen. Die Luft ist klar. Sie lässt die Gedanken in meinem Kopf tanzen. Ich laufe aber nicht weg, nein, es fühlt sich an, als sei es ein Gefühl der Freiheit über die inneren Fesseln. Ich spüre mein Herz klopfen und die Kontraktion der Muskeln. Erschöpfung will sich über mich ausbreiten, aber ich lasse es nicht zu. Noch nicht. Erst wenn eine gesunde Dosis erreicht ist, lasse ich nach und beginne zu regenerieren. Genau so wie ich es innerlich versuche.

Freiheit. Warum ist mir dieses Wort so wichtig geworden? Es ist der 3. Oktober. Überall hört man dieses Wort, das für so viele Menschen bedeutsam ist. Freiheit. Innerlich? Äußerlich? Politisch? Sozial? Man kann es in so vielen Sparten gebrauchen und doch ist die Bedeutung simpel. Die Erlösung aus Einschränkung, Ungerechtigkeit, dem Eingesperrtsein. Freiheit, dieser für uns leider allzu selbstverständliche Begriff ist in der heutigen Zeit aber längst nicht für alle Menschen der Erde Realität. Wie dankbar müssten wir eigentlich sein, weit weg von den großen Tragödien der Welt zu leben. Krieg? Nein, zwar in Europa, aber weit entfernt. Terror? Nein, zwar in den Medien, aber keine tägliche Bedrohung beim Auf-die-Straße-gehen. Epidemien wie Ebola? Nein, ist ja in Afrika. Naturkatastrophen? Nein, keine Erdbeben durch Plattenverschiebung, keine Wirbelstürme, keine Vulkanausbrüche. Uns geht es gut, ja, aber...

...die so genannten eigenen „Päckchen" die jeder mit sich herumschleppt. Nicht sichtbare Katastrophen. Nicht sichtbar für Medien, Politik, Boulevard und den Rest der oberflächlichen Gesellschaft. Es sind die persönlichen Katastrophen, die uns manchmal das Gefühl der Freiheit vergessen lassen. Ist es die Arbeitslosigkeit oder die Verschuldung, die Personen, ja ganze Familien in Existenzängste führt. Krankheiten, eigene oder die der Angehörigen, irreparabel oder zumindest fast. Psychische Erscheinungen wie Depressionen oder aber die Sucht.

Die Sucht. Egal, nach was, sie bestimmt ein Leben, legt eigene Grenzen fest, engt ein oder isoliert sogar und schafft so eine Art Gefängnis mit unsichtbaren Mauern und Gittern. Die Wärter in diesen „Gefängnissen", sind Fleisch und Blut gewordene Dämonen wie Alkohol, Drogen, Medikamente. Sie sorgen dafür, innere Ängste zu verringern, Probleme anscheinend unter dem Tentakel der Bewusstseinsveränderung vergessen zu lassen und sind angebliche „Freunde", wenn es darum geht, sich einmal mehr selbst zu belügen. Diese Gefängniswärter gaukeln Freiheit vor, zeigen aber insgeheim den Weg in die Hölle. Eine Hölle, die, wenn sie erreicht ist, sehr tief sein kann. Und dann wollen diese Wärter wieder auftreten, als Erlöser, den Himmel versprechend. In Form von Werbung und Imagination, die wunderschöne Frauen und romantische Orte zeigt, die sich angeblich dann besonders mit einem Glas, einer Flasche des beworbenen Produkts genießen lassen. Oder die Freude, auf dem Rücken von Wildpferden mit einer Tabakware durch die ungezähmte Prärie der westlichen USA zu galoppieren. Diese Teufel projizieren auch ein Freiheitsgefühl auf die suchtgeplagte Menschheit. Aber Vorsicht, jeder Werbespot ist nach zirka dreißig Sekunden zu Ende. Und was dann? Dann verschwinden plötzlich die traumhaften Landschaften. Wo schöne Frauen einst lagen, sieht man nur noch kargen Stein, Pferde werden wieder zu Huftieren des Teufels. Die Hölle tut sich erneut auf. Nach dreißig Sekunden ist alles wieder glutrot und oben am Abgrund stehen diese Suchtteufel, sie lachen hämisch und freuen sich, wieder einmal gewonnen zu haben, wieder einmal die Macht darüber zu besitzen, die Freiheit des armen Kranken einschränken und definieren zu dürfen.

Also, es geht darum, diese Teufel zu besiegen. Zu kämpfen, nicht nur für Freiheit, nein, sondern für das Wertvollste unseres Daseins, das Leben. Der Hölle, als tiefes Erdenloch, ist nicht so leicht zu entkommen. Es gibt keine Leitern und wenn dann solche, auf denen meist die letzte Sprosse angesägt ist und man beim Berühren nur noch tiefer abstürzt. Doch wie kann man dann fliehen? Die Antwort ist simpel, wenn sie auch Überwindung kostet. Die Formel lautet „Hilfe zulassen". Nicht alleine klettern. Stützen wahrnehmen. Sich von Engeln Flügel leihen. Probleme beschreiben, um dem Teufel mit Worten beizukommen. Das Verhöhnen der bösen Geister zum Ansporn werden lassen, diese zu überwinden. Die schöne Frau an dem romantischen Ort mit Persönlichkeit zu verführen. Die wilden Pferde einfach so galoppieren zu lassen. Mit Freude, nicht um der Sucht willen. Der Teufel, dieser arme Teufel, er wird uns voller Spott anfunkeln, doch wir lächeln zurück. Es ist das Lächeln der wirklichen Freiheit, des Sieges über fremde Fesseln, der Erfolg der eigenen Person und deren Willenskraft. Dieser Teufel wird zu Staub zerfallen und mit dem Feuersturm tief in das innere seiner eigenen verdorbenen vulkanischen Höllenwelt zurückgesogen. Freiheit. Jetzt zulassen!

Nun ist es Herbst geworden, die Regenwolken wogen über dem Thüringer Wald. Es ist ruhig. Das Zwitschern der Vögel ist seit Tagen erloschen. Der Regen peitscht an das Fenster, kleine Rinnsale suchen sich den Weg von den Dächern der Häuser hinunter, um vom feuchten, laubbedeckten Boden aufgesogen zu werden. Die stille Jahreszeit beginnt. Die Kastanien liegen aufgeplatzt in den Gärten und Parkanlagen, Kinder spielen im goldenen Laub und vereinzelt vernimmt man den Schrei eines Kuckucks. Ruhe. Besinnung. Nachdenken. Aber nicht wieder an den Teufel. Herbst wird oft mit negativen Assoziationen belegt. Vergehen, Tod, Ende. Manche Gedanken werden schwer. Positives wird verdrängt, der Teufel zündelt wieder. Wassereimer zum Löschen stehen bereit, sind aber alleine zu schwer zum Tragen. Einsamkeit darf sich nicht einstellen. Eine Feuerwehr besteht auch nicht aus einer einzelnen

Person. Es ist immer ein ganzer Zug, der anrückt. Ich muss zwar das Kommando übernehmen, die Strategie vorgeben. Doch ich bin nie allein. Der Truppführer muss seine Helfer informieren und führen. Nur dann kann auch die kleinste Glut im Keim erstickt werden und wenn der dicke Qualm verzogen ist, kann die Herbstsonne ihre wenigen, aber starken Strahlen zum Vorschein bringen.

Sonnenstrahlen. Ein Adler fliegt in großen Kreisen über das Tal und die Hügel mit Burgen und Burgruinen hinweg.

„Va pensiero, sul'ali dorate"
„Steig Gedanke, auf goldenen Flügeln"

Verdi. Ein Lied, das Gefangene im Chor aus sich herausschreien. Aus Sehnsucht nach der Freiheit, im Angesicht von unüberwindbaren Mauern und Ideologien. Des Adlers breite, majestätische Flügel saugen das Sonnenlicht wie Solarsegel auf. Ohne das leiseste Geräusch fliegt er durch die herbstliche Luft, um dann im Sturzflug sein Opfer zu erlegen. Ein kurzer, ruhiger Moment, in dem ein Leben ausgelöscht wurde, ein Ende sich abzeichnet. Von Niemandem bemerkt, von der Natur akzeptiert. Kreisläufe schließen sich und andere werden neu eröffnet. Aber es sind manchmal besondere Kreise, sie haben wieder einen Anfang.

„Mein Name ist...“

Jetzt habe ich also breit Empfindungen eines Hilfesuchenden vorgetragen. Grundlegendes ist aber noch nicht beantwortet. Was treibt mich zu diesem Hilfeschrei? Wo steckt die Persönlichkeit in der Geschichte? Therapeuten und Psychologen entgegnen diesem Defizit, indem sie nach Suchtverläufen fragen. Sie versuchen, in der persönlichen Geschichte beziehungsweise der Vergangenheit zu bohren, um Hinweise zu entschlüsseln, die Antworten geben. Antworten, die manchmal sehr drastisch offen legen, warum das Leben so verlaufen ist, warum vieles in Problemen endete.

Also, mein Name ist Tim Siegler, ich bin neunundzwanzig Jahre und kämpfe gegen den Alkohol.

Nun ist es ausgesprochen, die Hose ist herunter. Mut zur Wahrheit war nicht immer da, sich selbst etwas einzugestehen was unumwunden augenscheinlich war, war schwer. Es ist das Ergebnis eines langen Prozesses mit Höhen und Tiefen. Doch zurück zum Suchtverlauf. Wie fing alles an?

Die Welt lügt nicht, ich aber schon

Wenn wir uns immer auf die Wahrheit stützen könnten, würden wir keine Fragen mehr stellen. Antworten wären vorgegeben, es wäre alles einfach. Aber so geht das Leben nicht. Es verläuft nach Regeln, Ordnung und vorgegebenen Sitten. Aber wer stellt meine Regeln auf? Ich bin es selbst. Nur ich kann meine Regeln für mein zukünftiges Glück aufstellen. Ob ich mich daran halte, ist ganz allein meine Sache. Wenn ich falle, falle ich ganz allein.

Die Wahrheit muss ich für mich selbst finden. Das Schönreden von früher, als man Ausflüchte suchte, um seine eigene Realität zu schönen oder gar zu verstecken, muss aufhören. Es ist elementarer Bestandteil des neuen, „zweiten" Lebens, sich dem zu stellen, was war, mit allen seinen hässlichen Begleiterscheinungen und den schmutzigen Details.

Ich möchte weg von Vergangenem, ohne meine Erfolge, die ich sehr wohl hatte, vergessen zu lassen oder klein zu reden. Die rosa Wolken aber, die soll ein Sturm der Wahrheit verschwinden lassen. Gewitterwolken werden in Zukunft immer wieder kommen, aber sie sind klar definiert und ich habe keine Angst mehr. Jedes Unwetter geht vorüber, die Sonne wird sich durchsetzen und der Duft der persönlichen Freiheit brennt sich ins innere meines Herzens ein. Kluge Köpfe mögen Definitionen für „Freiheit" ihr Leben lang suchen, ich weiß nun für mich, wie ich es benennen muss: Freiheit durch Wahrheit!

„Die Diskrepanz zwischen innerer Anforderung und den vorhandenen Ressourcen"

Es stellt sich die Frage, warum die inneren Anforderungen an mich selbst so hoch sind. Niemand hat Übermenschliches von mir verlangt, niemand hat mir Strafe angedroht. Trotzdem hat mich das Gefühl des unbändigen Antriebs immer weiter nach vorn gepeitscht.

Aber was wollte ich kompensieren? Schulisch war ich nicht der engagierteste Schüler, eher faul. Trotzdem war es mir peinlich, wenn Lehrkräfte schlecht von mir dachten. So habe ich mit charmantem, höflichem und sozial kompetentem Auftreten vor mir selbst, Mitschülern und Lehrern versucht, die Meinungen über mich nie schlecht sein zu lassen. Ich war und bin jedoch nie der Typ, der auf der Bühne das Scheinwerferlicht gesucht hat, sondern eher derjenige, der mit dem Lichtkegel den Künstler verfolgt hat und entschied, wann das Licht auszugehen hatte. Es war eine erfüllte Zeit, in der es nie an Freunden mangelte. Ich war Teil eines sozialen Bandes, das privat hervorragend funktionierte.

Als es darum ging, in die Berufslaufbahn einzubiegen, erkannte ich plötzlich ungeahnte Fähigkeiten im Bereich der Gastronomie. Anführen, frei sprechen vor großen Menschenmengen und Kontaktieren von fremden Menschen, Persönlichkeiten und Kulturen – alles fiel mir zu, ohne dass es mich Überwindung kostete.

Oder liegt es an meinem Hobby, dass ich irgendetwas kompensieren wollte? Als Schiedsrichter hatte ich schließlich von der weiten Bundesligawelt geträumt. Der Traum endete dreimal in der Bezirksliga. Als Persönlichkeit im Fußballkreis Aschaffenburg und Hof fand und finde ich aber trotzdem große Anerkennung. So richtig wird mehr der springende Punkt, den ich wohl überdecken möchte, noch nicht bewusst.

Ich denke an Goethe. Der hat seinen Faust auch als „ewig strebend“ beschrieben und ihn den Pakt mit dem Teufel eingehen lassen. Was ist mein Teufel? Der Alkohol. Ja, aber mit ihm hab ich doch meine innere Unruhe, meinen mir selbst auferlegten Stress bekämpft. Es war nicht das Ursprungsproblem. Wo ist also die Parallele zur Tragödie zu sehen? „Da steh ich nun, ich armer Thor, und bin so klug als wie zuvor…“. Ist es also vielleicht doch der unbewusste Wunsch, im Rampenlicht zu stehen, die Nummer eins zu sein? Ich sagte einmal, wo weiß ich nicht mehr genau, dass es das höchste Bestreben eines jeden Bundesbürgers sein müsste, Bundespräsident zu werden. Staatsoberhaupt, die Number One, der Kopf von etwas ganz Großem. Aber da sind auch wieder Gefahren anzutreffen. Der Teufel wird sich dann als Neid, Missgunst, üble Nachrede und öffentliche Kritik zu erkennen geben. Aber man findet seinen Platz in der Geschichte…

…„Platz in der Geschichte“, das ist es! Ich möchte wahrgenommen werden. Meine Sicht der Dinge soll gehört werden, das Orchester auch teilweise von mir dirigiert werden. Vielleicht bin ich auch deshalb Fußballschiedsrichter geworden. Man kämpft allein, gegen Spieler, Zuschauer und die Presse. Alles tanzt nach meiner Pfeife. „Vorne dran zu sein“ ist vielleicht mein heimlicher Wunsch, mein innerer Drang. Und das Licht im Hintergrund ausknipsen zu wollen, ist dann wohl doch nur ein Vorwand, wenn man Angst hat, selbst auf der großen Bühne zu stehen.

Aber nun von Anfang an:

Kindheit war doch schön, oder...

Rückblickend fällt es schwer, den oder die Fehler zu finden, die mich in diese Schieflage gebracht haben. Spricht man von der perfekten Kindheit, so war meine doch sehr nah dran. Ein intaktes Elternhaus war mir gegönnt, mit kleineren Höhen und Tiefen, aber doch so, wie man es sich nur wünschen kann. Beide Eltern waren arbeitstätig, aber ein Schlüsselkind war ich nie. Die Fürsorge war gewährleistet und im erweiterten Familienkreis war und ist der Zusammenhalt durchaus zu spüren. Die Wissenschaft behauptet, dass die Suchtkrankheit schon in den ersten sechs Lebensjahren entwickelt wird. Was heißt das für mich? Kindheit, Kindergarten, Vorschule und Einschulung bergen wohl keine ersichtlichen Gefahren für eine Suchterkrankung. Ist es dann der gesellschaftliche Umgang mit dem Thema Alkohol?

Alkohol als Alltagsdroge. Sehr wohl stand all abendlich eine Flasche Bier meines Vaters auf dem Tisch. Zu Feiern wurde das Partyfässchen aus einer der zahlreichen ortsansässigen Brauereien geholt. Gefeiert wurde kräftig, aber da war ich doch schon im Bett. Mein Vater war in einer Schülerverbindung, wie ich später auch. Dort stand das Thema Bier natürlich auch im Mittelpunkt. Aber doch nie so, dass dort auch nur in Ansätzen von Suchtverhalten zu sprechen war. Von Suchtgefahr schon. Schicksalsschläge in der frühen Kindheit blieben mir zum Glück verwehrt und wenn, dann war ich zum Verstehen zu jung. Heißt aber nicht, dass die Gefahr vor der Sucht ab dem sechsten Lebensjahr gemindert ist. Allein schon unser Sport Nummer eins, mein Sport, ist geprägt vom Sponsoring großer Biermarken. Wünscht uns doch vor jedem Anpfiff unserer Nationalmannschaft ein bekannter Bierproduzent spannende und genussvolle Unterhaltung.

1992 kam ich in die Schule. Mein Leben nahm einen normalen Verlauf. Montag bis Freitag der schulische Zwang, lernen müssen für später. Nachmittags Hausaufgaben machen, Freunde treffen, Jugendlicher sein. Bis zum sechzehnten Lebensjahr alles ohne die Begleitung des Alkohols. Doch wie es eben so ist im Teenagerleben, man trifft sich irgendwann abends mit Freunden, es wird gefeiert und gelacht. Bis man als Minderjähriger am Wochenende um Mitternacht nach Hause geschickt wird. Alles okay, am nächsten Morgen hat man ja wieder auf dem Fußballplatz zu stehen, der eine als Spieler, ich als Schiedsrichter. So geht die Pubertät weiter, ohne große Katastrophen. Die Volljährigkeit verleiht einem dann das erste große Gefühl, ja sogar das Verlangen nach Freiheit. Die Freiheit des Erwachsenenlebens. Die Pflichten aber, die vernachlässigt man zunächst. Ist ja alles gut, unter der Woche geht man brav zur Schule, empfindet man aber mehr als Last. Der Sport und die Freunde stehen im Vordergrund. Man freut sich montags schon auf Freitag, schmiedet Pläne. Die Clique trifft sich Freitag und Samstag in einschlägigen Kneipen, man nennt sie schon vor dem zwanzigsten Lebensjahr Stammkneipen. Dort schlägt man nicht zu viert auf, nein, wir waren manchmal bis zu zwanzig. Der Wettbewerb um Mädchen hält einen auf Trab, bis die erste Freundin kommt und man Erfahrungen sammelt, die man für sich als wichtigen Teil des Mannwerdens betitelt. Aber immer ist da auch der Alkohol dabei. „Low-Budget"-Saufen, den Begriff gab es damals noch nicht. Dies hielt aber die Kneipenbesitzer nicht davon ab, Angebote und Mottos zu schaffen, die jedem den Vollrausch garantieren, die jedem den Wochenendabend schmackhaft machen sollten. So taumelt man Woche für Woche nach Hause, hält sich für cool und denkt, man hat das Leben verstanden. Irgendwann, bei mir im Jahr 2006, kommt dann das Abschiednehmen von den alten Freunden, auch von der Familie. Viele beginnen ein Studium, ich aber wollte nicht weiter auf die Schulbank. So entschloss ich mich, eine Ausbildung zu machen. Sie führte mich bis nach Frankfurt in eines der größten

Hotels Westeuropas. Essen und Trinken wurde als Restaurantfachmann zum Job gemacht. Die Ausbildung verlief glatt, neue Freunde wurden gefunden, das obligatorische Feierabendbier nach langen Schichten genossen. Und es waren viele lange Schichten. Der Erfolg hielt in der ganzen Zeit immer an. Zunächst habe ich die Ausbildung 2009 als zweitbester im Bezirk Frankfurt abgeschlossen, war vorher schon Bezirksmeister der Restaurantfachauszubildenden in Frankfurt und dritter Hessenmeister. Was dann folgte, war ein beruflicher Aufstieg mit einer Beförderung pro Jahr. Mit dem Aufstieg kam aber auch der Druck. Druck, der nicht mehr mit normalen Mitteln abgebaut werden konnte. Druck, der das Privatleben vermasselte, Beziehungen scheitern ließ und mit Alkohol abgemildert wurde. Um etwas Neues zu erleben, wechselte ich den Arbeitgeber, gleiche Branche, wieder gehobene Kategorie. Führende Position in einer Serviceabteilung. Ich kam als junger aufstrebender Supervisor in einen Betrieb, der überaltert war, und in dem die Mitarbeiter, wohl wissend ihrer langen Betriebszugehörigkeit, nur das taten, was wirklich nötig war und sich auch durch konstruktive Kritik von ihrem jahrelangen Stillstand nicht abbringen ließen, diese sogar als Beleidigung aufnahmen. Das führte dazu, dass sie einen dann bei höheren Stellen anschwärzten. So entstand eine große Diskrepanz.

Ich rieb mich auf, ackerte Überstunde um Überstunde, stets das Beste wollend, aber auch alles auf sich beziehend. So kam die nächste Beförderung. Ich sollte an der Eröffnung eines neuen Barkonzeptes federführend teilhaben. Der Aufbau und die Neueinweisung eines vorhandenen Teams wurden mir übertragen, die Grundstufe des Managements angeboten. Ich übernahm, wollte nach den Sternen greifen. Ein Hoteldirektor sagte einmal: „Du kannst das neueste, schönste, modernste Hotel bauen. Aber es bringt dir nichts, wenn du das Personal dafür nicht hast.“ Nun, er hatte Recht! Das Ergebnis war im Sommer 2013 ein verheerender Burnout, der mich ein halbes Jahr außer Gefecht setzte.

Ein halbes Jahr zu Hause, Arbeit mit einer Psychologin, Papierkrieg mit der Krankenkasse und der Alkohol immer an meiner Seite. Es war das erste Mal, dass ich in meinem Berufsleben krankgeschrieben wurde und dann gleich so lange. Natürlich machte ich mir Gedanken, was die Kollegen dazu sagen würden. Getuschel, bis hin zur Behauptung, dass ich gekündigt hätte, war an der Tagesordnung und ich Trottel war nicht in der Lage, das Handy, beziehungsweise die Internetplattformen abzuschalten, um einfach mal für mich da zu sein. So kam der März 2014 und ich fühlte mich wieder bereit. Bereit, um wieder die gleichen Fehler wie vorher zu machen und wieder in den alten Job zurückzukehren. Ich dachte wohl, dass ich gestärkt und reifer aus dem Erlebten herausgehe. Ich ließ mir zusichern, dass mehr auf mich geachtet würde und ich ging davon aus zu wissen, was die Prioritäten sind. Die ersten Wochen Eingliederung über die Krankenkasse verliefen reibungslos. Ich ging pünktlich nach Hause und freute mich wieder auf meinen Beruf. Aber mit der Zeit konnte ich wieder die alten Abläufe beobachten. Stress kommt in der Hotellerie von selbst, egal, wie sehr man auf sich selbst aufpasst. Und ich konnte wieder einmal nicht mit ihm umgehen. Ich trank. Ich trank, um zu vergessen, ich trank, um herunterzukommen und ich trank, um die unmittelbaren Situationen besser bewältigen zu können. Zuerst ging es gut, doch dann wollte der Körper immer mehr. Die Waage des Lebens kippte zu meinen Ungunsten. Immer öfter war ich genervt, überfordert und machte Fehler. Die Konzentration ließ nach, die Teilnahme am Leben fiel schwer und der Rückzug war vorprogrammiert. Natürlich war es nur eine Frage der Zeit, bis der Körper nicht mehr mitmachte. Das Zittern war nicht mehr zu unterdrücken, kleinste Aufgaben zogen größtmögliche Erschöpfung nach sich. So kam der August 2014, der Monat, in dem ich eine Woche Urlaub machen wollte, aber der Wahrheit ins Gesicht sehen musste und mir eingestand, dass es so nicht mehr weitergehen kann. Es war der Körper, der Stopp sagte. Mein Kopf gehorchte nicht mehr seinem Besitzer, das Wesen veränderte sich. Dank des Alkohols hatte ich es geschafft, nicht mehr ich selbst zu sein, nicht mehr wahrhaftig ich zu sein, nicht mehr in den Spiegel schauen zu können. Hier an diesem Punkt, und das muss ich mit der gebotenen Hochachtung für ein gewissenhaftes Management bekräftigen, nahm mein Arbeitgeber die Kündigung an und ermöglichte mir indirekt den Weg zu einem Neuanfang, zu einer neuen Chance, zur Wiederaufnahme meines Lebens. Dafür möchte ich Danke sagen! Ich wollte mein altes Leben wieder zurück, mein Dasein auf Erden endlich wieder genießen.

Der Genuss, verlernbar oder erlernbar?

Genussvoll leben, wohnen, lieben, schlafen, trinken und essen. Der Genießer, in Genießerkreisen. All diese Metaphern stehen doch in Verbindung mit dem Wort Wohlfühlen. Geht es um den ersten Kaffee am Morgen, die Ruhe im Auto vor der Arbeit, das Mittagessen, die Pause an sich oder die warme Badewanne am Ende eines langen Tages. Alles Genussmomente, die mit positiven Gefühlen in Verbindung gebracht werden. Doch wann wird Genuss zur Sucht und dadurch auch zur Qual? Ganz einfach, wenn die Genussmomente dauerhaft anhalten sollen, der Geschmack oder das „Sich-bewusst-achtsam-sein“ vergeht. Ich hatte es geschafft, am Ende meiner Ausbildung in einem der besten Ausbilderhotels Europas mindestens fünf Weißweinsorten am Geschmack unterscheiden zu können. Selbst Weißbiermarken konnte ich dem Geschmack nach zuordnen. Aber dann kam die Zeit, in der Geschmack egal wurde. Ich habe gelernt, selbstständig zu wohnen. Aber dann kam die Zeit, in der alles egal wurde. Ich hatte gelernt zu lieben. Doch dann kam die Zeit, in der Gefühle nebensächlich wurden.

Es ging einzig allein um die Menge, die Schnelligkeit die Welt und darum, die besorgniserregenden Dinge zu vergessen. Ein „gutes Glas“ Wein gab es nicht mehr, der Begleiter eines jeden Essens wurde zum Hauptprotagonisten. Essen unwichtig, Wohlfühlen unwichtig, Achtsamkeit unwichtig. Geschmack beziehungsweise Genuss kann man eben doch verlernen. Es ist jedoch nicht meine Aufgabe und schon gar nicht mein Recht, Menschen zu belehren, zu sagen, es gibt kein Genussmittel Alkohol. Im Gegenteil, für die meisten Menschen ist es nach wie vor der krönende Abschluss einer Mahlzeit, einen ausgesuchten Tropfen einer Spirituosen zu genießen oder sich das verdiente Feierabendbier zu gönnen. Ich bewundere deren innere Stärke, aufzuhören, wenn es kein Genuss mehr ist. Ich verbeuge mich vor ihnen.

Jetzt also, am Punkt des größtmöglichen Verlustes der Fähigkeit zu genießen, steht wiederum ein Fragezeichen, das beantwortet werden muss: Wie komme ich wieder zu der alten Lust am Genuss, mit Ausnahme des Alkohols? Wie, verdammt noch mal, bekomme ich meine alte Freiheit zurück?

Lassen sie mich eine Geschichte erzählen. Sie haben bereits Eindrücke erhalten. Es ist ein wichtiger Teil des Neuanfangs, ein Teil dessen, was mit mir im Thüringer Wald passiert ist, und warum ich überhaupt dorthin gekommen bin. Das Wort schimpft sich in der Sprache der Versicherungsträger „Langzeitentwöhnungstherapie". Doch um da hinzukommen, benötigt es Einsicht und auch ein bisschen Glück, die Hilfeengel zu erkennen. Man schnippt nicht mal eben mit den Fingern und schwups landet man in einer der zahlreichen Therapieeinrichtungen.

Man mag es nicht für möglich halten, aber man ist mit seiner Sucht nicht allein. Die Kliniken sind voll mit hilfesuchenden Menschen. Menschen, die so nicht mehr weitermachen wollen, Menschen, von denen man es gar nicht denkt, dass sie abhängig sind, Menschen wie sie und ich. Aber auch Menschen, die durch gerichtliche Auflagen gezwungen werden, die Abstinenz nicht wollen und so bei aller objektiven Meinung auch dort nicht hingehören. Verwunderlich ist nur, dass ein ganz kleiner Prozentsatz derer, welche Hilfe benötigen (auf Deutschland bezogen) auch die Hilfe annimmt und sich in Therapie begibt: es sind nur drei Prozent, drei Prozent von Millionen Menschen, von Millionen Süchtigen. Nicht nur Alkohol, auch Drogen, ja sogar die Spielsucht ist vertreten. Aber es sind nur verdammte drei Prozent. Nur drei Prozent, die für sich entschieden haben, ihr Leben zu ändern. Immerhin drei Prozent, die gerettet werden können und vielleicht drei Prozent, die den restlichen siebenundneunzig Prozent die Augen öffnen können, ohne aufdringlich zu wirken, ohne den Anspruch der Weltverbesserung zu haben. Die erste Hürde ist allerdings die Selbsteinsicht. Das schwerste Stück auf dem langen Weg der Entwöhnung. Der Nullpunkt, ab dem alles anders werden soll. Es ist einfach immer von „man“ zu sprechen, aber es ist auch nicht ehrlich. „Man“ kommt in eine Klinik, „man“ möchte abstinent leben, „man“ muss etwas ändern. Es sollte, nein, es muss „ich“ heißen. „Ich“ will und „ich“ muss.

Also, noch einmal zurück zu dem Punkt, an dem man den blanken Hintern zeigen muss.

Sommer 2014, ich war am Ende und doch dreht sich die Erde weiter. Wie auf ein Zeichen hin erschien in der örtlichen Tageszeitung ein Bericht zu einem runden Jubiläum der Suchtberatung und Selbsthilfegruppe „Das Blaue Kreuz“. Zu meinem Glück war auch die Telefonnummer eines Gruppenleiters angegeben und nach einem kurzen Anruf war ich schon für die nächste Gruppenstunde am Freitag darauf in ein Pfarrheim einer Kirche meiner oberfränkischen Heimatstadt eingeladen. Dort machte ich zum ersten Mal Bekanntschaft mit suchtgeplagten Mitmenschen und war erstaunt, wie vielfältig in Bezug auf Geschlecht, Beruf und Gründen der Sucht die Gruppe aufgestellt war. Durch die herzliche und gemeinschaftliche Art der Selbsthilfegruppe war ich in Kürze integriert und nahm regelmäßig an den Treffen teil. Die Erfahrungen, die ich dort machen durfte, beeindruckten mich sehr. Ich war nicht allein und verfolgte aufmerksam die Geschichten der anderen. Ein schöner Rahmen der Geschlossenheit wurde und wird so geschaffen, in dem sich jeder auf den anderen verlassen kann und Gesprochenes vertraulich behandelt wird.

Ich wähnte mich auf der sicheren Seite, aber dennoch musste ich schnell feststellen, dass der innere Druck und die damit verbundene Sucht nicht leicht verdrängt oder sogar abgeschafft werden kann. Ich wurde immer mehr zur Belastung, aber nicht nur für mich, sondern auch für meine Familie, die in all der Zeit wie ein Fels zu mir stand. Manchmal fühlt man sich einsam, obwohl es keinen Grund dafür gibt. Unverstanden und gehasst von der Welt. Aber dies ist die persönliche Wahrnehmung im wahrnehmungsgetrübten

Suchtgedächtnis. Und sicherlich haben Sie schon bemerkt, dass ich oft das Wort „man“ benutzt habe. Ersetzen Sie es doch bitte durch „ich“ und schieben sie diesen Fauxpas auf meine noch nicht ganz ausgereiften Versuche der selbst erkennenden Heilung. Wie gesagt, eine Familie zu haben, ist das höchste Gut und diese zu verletzen, die größte Sünde. Aber durch eine hartnäckige, besorgte Familie ist es manchmal auch leichter, sich den Spiegel selbst vorzuhalten und mit Hilfe eines Suchtberaters erstellte ich nun Suchtverlauf und Sozialbericht. Dieser wurde eingeschickt und kurze Zeit später, glücklicherweise, wurde eine Langzeittherapie in einer psychosomatischen Fachklinik für Abhängigkeitserkrankungen im besagten Thüringer Wald bewilligt.

Also packte ich meine Sachen, leer und nicht wissend, was mich dort erwarten würde. Es war ein herbstlicher Dienstag, an dem mich der Suchtberater dort hinfuhr. Anderthalb Stunden Fahrt. Anderthalb Stunden Zeit, um Gedanken zuzulassen. Ich hasse Krankenhäuser. Geruch und Erscheinung erinnern mich an den Tod, an das Ende. Ich wurde jedoch recht herzlich aufgenommen. Bürokratie war auch dort bekannt und so ließ ich Papierkram und Erstgespräche über mich ergehen, um dann die erste Nacht in einem Pflegezimmer unweit des Schwesternzimmers zu verbringen. Mir wurde schnell bewusst, dass die Klinik auf einem Fundament von Regeln aufgestellt wurde, warum diese so zahlreich und strikt waren, wurde mir erst im Verlauf der Therapie bewusst und nachvollziehbar.

Ungefähr achtzig Patienten bedeuten ungefähr achtzig verschiedene Charaktere unterschiedlicher Herkunft, mit unterschiedlichen Suchtgeschichten, mit unterschiedlichen Definitionen von sozialer Kompetenz. Eigene Bedürfnisse müssen da zwangsläufig in den peripheren Vordergrund gestellt werden und Verständnis und Achtsamkeit müssen eintreten. Nicht leicht, aber notwendig.

Die ersten Tage vergingen, eine zweiwöchige Ausgangssperre musste befolgt werden. Das bedeutete viel Zeit zum Nachdenken. Für mich anfangs zu viel Zeit. Ich beklagte mich bei meiner

Therapeutin, einer sehr klugen Frau, darüber. Sie entgegnete mir, dass das durchaus für mich so gewollt sei, müsse ich doch erst mal von meinen überzogenen Erwartungshaltungen an mich selbst abtreten. Ich musste lernen, und ich lernte. Es waren zwei Wochen voll innerer Einkehr, unterbrochen von guten Gesprächen, Gruppentherapie, Ergo- und Arbeitstherapie wie dem Küchendienst. Unterbrochen wurde die aufkommende Tristesse von begleiteten Spaziergängen zu Supermärkten, beziehungsweise durch den Stadtpark.

Dass die zwei Wochen dann trotzdem wie im Flug vergingen, war auch der Gemeinschaft der Gruppe zu verdanken. Es waren in der Klinik neun Gruppen, gemischt mit Alkohol-, Drogen- und Medikamentenabhängigen. Und wieder war das Glück auf meiner Seite. Ich kam in eine Gruppe, die zwar bunt gemischt war, aber mit all ihren Macken nach außen ein homogenes Gefüge ausstrahlte. Mit einfachen Worten gesagt: Ich fühlte mich wohl. Jeder, der neu irgendwo hinkommt, hat gewisse Hemmschwellen zu überwinden. Dies wurde mir sehr leicht gemacht. Es wurde mir von allen Seiten geholfen, die Therapie positiv gestalten zu können. Bei anfallenden Fragen stand man mir zur Seite oder erzählte mir aus eigenen Erfahrungen. Natürlich wächst man mit der Zeit auch enger zusammen und erfährt viel über seine Mitpatienten. Dies hat mich besonders beeindruckt. Da sitzen Menschen, die unterschiedlicher nicht sein können mit einem Therapeuten in einem Raum. Ein gewöhnlicher Raum, nichts spirituelles. Holzlaminat, Tapete, dreckige Fenster. Es riecht ungelüftet, besonders am Nachmittag. Die Heizung gurgelt und es gibt gewiss schönere Zimmer auf der Welt. Doch da sitzen diese Menschen. Sie sitzen im Kreis, besprechen das tägliche Geschäft und dann geschieht etwas, das eigentlich das Höchste von einem abverlangt, nämlich dass man aus seiner Vergangenheit, aus seinem Leben erzählt. Und diese Menschen, die da mit einem sitzen, die hören zu. Sie hören so gut zu, dass sie deine Geschichte nachvollziehen können. Sie stellen Fragen, wenn sie die eine oder andere Stelle nicht richtig verstanden haben. Sie versuchen, dich zu verstehen. Und dann, dann ist es manchmal still. Die Therapeutin spricht von Schwere im Raum. Doch wenn diese Schwere alles zu überdecken scheint, passiert das eigentlich Fantastische. Diese noch vor ein paar Wochen so fremden Menschen zeigen Mitgefühl, ja, helfen sogar, indem sie Ratschläge und Hilfestellung geben. Sie reflektieren Situationen auf ihr eigenes Leben, sprechen plötzlich auch aus ihrem Herzen, sind an deiner Seite. Freunde im Geiste, Kämpfer der Abstinenz. Am Ende werde ich nur mit größter Ehrfurcht von diesen Menschen sprechen, ihnen das zukommen lassen, was für mich das höchste Gut ist: Respekt. Es ist eine besondere Zeit, mit ganz besonderen Menschen.

Draußen ließen die wechselnden Farben der Blätter den Fortgang der Zeit erkennen. Immer wieder Gespräche, immer wieder Einkehr und die Rückschläge, die andere erleben, lassen viel Platz zum Nachdenken. Meine zweite Nacht zum Beispiel. Zwei Mitpatienten konnten dem Druck nach einem schnellen Rausch nicht mehr standhalten und vergifteten sich schließlich mit einem nach Internetbeschreibung gemixten Giftcocktail, bestehend aus Reinigungsflüssigkeit und Wasser. Zwei Krankenwagen am zweiten Abend. Welch grausames Teufelszeug, diese Sucht. Aber sie geht uns alle an. Jeder erlebt Höhen und Tiefen. Wir sind alle geweinte Tränen, die in einem großen Tränenmeer aufeinander treffen. Wir durchleben stürmische Zeiten, aber auch die Flauten des Alltags. Wir verschmelzen zu Millionen von Wellen. Stürzen als diese in Wellentiefs und schwimmen oben auf. Kräuseln uns und einige Tränen werden vom Gegenwind zurückgeschleudert, landen aber letztendlich wieder im Ozean der Tränen. Vergessen durch Verdunstung klappt nicht lange, man wird wieder zurück geregnet. Jede dieser Tränenwellen kommt aber irgendwann am Strand an und dann muss man aufstehen und gehen. Alleine. Ohne zurück zu schauen. Aufrecht.

Man kann versuchen, in die Einsamkeit abzurutschen. Aber ich merkte, dass dies nicht Ziel der Sache sei, ja sogar schwer war. Denn ein für viele Patienten nachteiliger Aspekt der Therapie ist, dass man auch in seinem Rückzugsort der Therapie, seinem Zimmer, nicht allein ist. Es ist die Doppelbelegung, die manchen zu schaffen macht, aber auch der Anstoß für eine ungewöhnliche Freundschaft sein kann. Denn nicht nur die Charaktere der Mitpatienten sind verschieden, sondern auch deren Ansichten des Lebens, deren „Background", deren Wurzeln. Nach der ersten Nacht im Pflegezimmer wurde mir mein endgültiges Zimmer zugewiesen. Eben so ein Doppelzimmer. Ich schnappte meinen Koffer und mein Bettzeug und begab mich in den zweiten Stock, klopfte an das Zimmer 206. Mir wurde geöffnet und mein neuer Zimmerkollege trat in meine Therapie. Ich wusste nichts über ihn, empfand den ersten Eindruck aber nicht als unsympathisch. Kein schlechtes erstes Treffen, dachte ich mir und ließ ab da an alles auf mich zukommen. Schnell stellte sich heraus, dass wir so gar nichts gemeinsam hatten. Aber im Nachhinein ist mir klar geworden, dass diese Bekanntschaft mit diesem besonderen Menschen sehr viel gebracht hat. Es ist die Demut vor der eigenen Familie. Die Dankbarkeit für eine zufriedene Kindheit. Für Geborgenheit, die zu jedem Zeitpunkt von Liebe zeugte. Von Vertrauen, das man mir entgegen brachte, das ich aber in der letzten Zeit allzu oft missbraucht hatte. Aber ich muss auch sagen, dass der Alkohol nicht gegen alles gewonnen hatte. Nicht gegen elterliche Liebe.

So hörte ich mir Stück für Stück die Geschichte meines Zimmerkollegen an. Wir kamen uns in den vielen Wochen menschlich und freundschaftlich näher, erzählten uns viel und sprachen auch über Therapie, Verhalten und Einstellung. Ich muss sagen, dass mich sein Schicksal sehr berührt, in manchen Teilen aber auch schockiert hat. Wie soll man es also betrachten? Indem man seine Geschichte zu verstehen sucht:

Vielleicht ist es vorbestimmt, vielleicht gewollt oder es ist einfach nur dumm gelaufen. Ein vierteljahrhundert Leben, reduziert auf ein bisschen Freiheit und viel eingesperrt sein. Zum Stark sein gezwungen, zur Brutalität genötigt. Gewalt buchstäblich in die Wiege gelegt bekommen, die Katastrophe vorgelebt.

... und ach, welch' Glück geliebt zu werden,
und lieben, Götter, welch' ein Glück!...

Aus unsichtbarer Gefangenschaft werden reale Eisengitter. Undurchdringbar, verstörend. Das Unglück nimmt seinen Lauf, zunächst unbemerkt, dann mit Justitia im Gepäck.

Doch wie fängt so eine Geschichte an? Die Antwort ist einfach, mit einer kleinen Taschenlampe. Einer Taschenlampe, unbedeutend im geregelten Tagesablauf, billig zu erstehen, nur in der Dunkelheit unverzichtbar. Diese kleine Taschenlampe also, eingebrannt ins Gedächtnis, vom Vater wohl als bedeutsamer angesehen als der eigene Sohn. Der kleine eigene Sohn, das Kind, das nur damit spielen will. Das sich damit in seine selbst geschaffene Fantasiewelt zurückzieht. Es erkundet Höhlen, spielt Schlossgespenst oder erforscht die unheimlichen Gewölbe des familieneigenen Kellers. Nur um Spaß zu haben, um Kind zu sein. So passiert es eben auch, dass diese kleine Taschenlampe eines Tages verschwindet, an einem Fantasieort zurückgelegt wird, an dem sie unauffindbar versteckt bleibt, bis die Batterie versiegt. Es passiert eben. Doch dann kommt der Vater heim. Genervt, müde, vielleicht auch vom Leben gezeichnet. Er weiß, dass sein Sohn auch in diesem Haus wohnt, es stört ihn sogar. Die Ruhe, die er sich erhofft, wird ihm nicht gewährt.

So handelt er effektiv. Das Wort „Schelle“ ist dabei fehl platziert. „Schlag“ trifft es besser. Später im Knast wird es der Sohn als „Punch“ betiteln. Und der Vater schlägt nicht nur einmal zu. Er trifft so oft, bis der Sohn das Weinen verlernt, so oft, bis aus Liebe Hass wird, so oft, bis aus einem Kind die Hoffnung auf ein geregeltes Familienleben schwindet.

Der Sohn, der sich nicht wehren kann – noch nicht – zieht daraus die falschen Lehren. Unfähig, Liebe zu empfinden und Vertrauen zuzulassen, versucht er aufzuwachsen. Falschen Freunden ist er nun schutzlos ausgeliefert. Das Gute scheint mit dem Bösen zu verschmelzen und dieses lässt es am Ende ganz verschwinden. Die Lehre von der Würde des Menschen, welche unantastbar ist, wird er nie verstehen können.

So ziehen sich die jungen Jahre dahin, die Angst vor Obrigkeiten kommt zum Erlöschen. Unrecht wird vergolten, mit Härte, die auch nicht vor möglichen Freunden halt macht. Die Abkapselung von der Gesellschaft ist vorprogrammiert und die Wirklichkeit erscheint sinnlos. Also greift der Sohn zu Drogen. Eine neue Hoffnung wächst scheinbar in ihm heran. Die Hoffnung nach Vergessen, nach Aushalten scheint greifbar. Allerdings merkt er auch, dass die Wunderwelt eben so schnell vergeht, wie sie kommt.

Das macht dem Sohn nichts. Durch Heimaufenthalte von der Elternliebe entrückt, mit nichts als einer Sporttasche mit geringem Inhalt bestückt, beschließt er trotzig sein Schicksal vom Leben im Abseits hinzunehmen. Er lebt in den Tag, konsumiert ohne Unterlass, feiert, als gäbe es kein Morgen und nimmt Sanktionen der Staatsgewalt regungslos hin.

Struktur lernt er aber dann auf falschem Terrain. Weggesperrt, hinter Beton und Eisen in Justizvollzugsanstalten. Mal mehr, mal weniger Jahre. Aber immer so viel, dass er denkt, er kann es aushalten. Der Sohn wird zum Mann, zum gefangenen Mann. Freiheit gelangt in den Hintergrund, Kontinuität tritt ein. Aber es ist nicht die Kontinuität von einem glücklichen, familiären Leben in der wirklichen Welt. Es ist die falsche Kontinuität, die des Rechts, das unverrückbar und endgültig gesprochen hat und die Schlüssel der Freiheit verschluckt hat.

Die Tage, Wochen, Monate und letztlich auch Jahre ziehen dahin. Der erwachsene Sohn beginnt das Gefängnis als sein zu Hause anzuerkennen. Hat er doch dort Arbeit, Essen und einen Schlafplatz. Er freundet sich mit Wärtern und Mitgefangenen an, sieht sich als festen Bestandteil des Knastgefüges. Die Welt, wie sie wirklich ist, scheint sich mehr und mehr zu entfernen. Fäuste sprechen Recht und der Stärkere kontrolliert die Schwächeren. Vertraut wird Niemandem, sind ja auch alles Rechtsbrecher und in der Vergangenheit wurde man sowieso nur enttäuscht.

Doch irgendwann, von Zeit zu Zeit, öffnen sich die Tore des Gefängnisses und dann steht der Mann da. Das letzte Mal in richtiger Freiheit war er noch ein pubertierendes Kind. Jetzt wird er von der Gesellschaft als Erwachsener wahrgenommen und auch so behandelt. Forderungen an ihn sollen bitteschön ernst genommen werden, man möchte sich doch auf ihn verlassen können.

Doch wie funktioniert das „Draußensein“? Was sind Regeln? Wem kann er vertrauen? Er wird die Fragen zu seinem eigenen Nachteil wohl nicht so schnell beantworten können. Er will ernst genommen werden, tut aber nichts dergleichen, das die anderen Menschen von ihrem gemachten Urteil abbringen könnten. Im Gegenteil, er stemmt sich gegen moralische und bestehende Regeln, versucht aufzurühren. Er glaubt, sich seinen Platz in Freiheit mit Muskelkraft und Angst einflößenden Parolen erkämpfen zu müssen. Dass dies mitunter lächerliche Züge annimmt, sieht er nicht. Das Recht des Stärkeren mag in der Tierwelt funktionieren, lässt aber die wirkliche Zivilisation völlig kalt. Er spricht von Maskenbällen, wenn er mit anderen spricht, Bezug nehmend auf das Verstecken vor der Realität. Die eigene Maske klebt noch fest auf seinem Gesicht. Für ihn scheint es die richtige zu sein, sie wird ihn aber eines nicht allzu entfernten Tages wieder ins Unglück stürzen.

Kann er Hoffnung denn überhaupt empfinden? Ist sie ein Plan für die Zukunft, der für ihn in Frage kommt? Er kann es selbst nicht beantworten, da er mit dem Erlernen von grundlegenden

Lebensthemen zuweilen überfordert ist und sich das Sichtfeld durch seinen Irrglauben einschränkt. Änderungsversuche müssen schnell her, denn die Zeit ist knapp. Halbherzigkeit bringt ihm nichts, was er mit seinen Händen aufbaut, sollte er nicht gleich wieder mit dem Hinterteil einreißen.

Er möchte immer die Wahrheit sagen, aber was ist, wenn er nicht einmal akzeptiert hat, was die eigentliche Wahrheit ist? Nämlich, dass es so nicht mehr weitergeht, dass er sich entfremdet, von sich, von der Welt. Seine Wahrheit ist die einzige, die für ihn zählt. Der Tellerrand, zum Darüber-hinaussehen, der existiert nicht. Im Gegenteil, wenn Mitmenschen von eigenen Zielen und Träumen sprechen, empfindet er dies als Heuchelei, da er für sich selbst jegliche Ziele und Träume aufgegeben hat, hinter Betonmauern und Eisengittern platziert hat. Er schimpft über die Unvernünftigen, die seiner Meinung nach der Wahrheit entfliehen und von seiner Realität meilenweit entfernt leben. Er glaubt ihnen nicht, denn außerhalb des Gefängnisses kann er sich die Hoffnung anderer nicht vorstellen. Hoffnung ist keine Strategie, wenn es um ein Leben geht, aber sie ist eine Strategie, die uns hilft, Träume und Wünsche zu erfüllen.

Doch wohin mit ihm? Er weiß es doch selbst nicht, merkt aber, dass er nicht ins Gefüge passt. Das Ergebnis war plötzlich und in seiner Absolutheit unerwartet. In der Akte wird einmal so etwas stehen wie: „Aus therapeutischer und klinischer Sicht nicht therapierbar".

Weiter. Es ist ein Kommen und Gehen von Menschen, denen Chancen aufgetan werden, die versagen oder zumindest nichts daraus lernen. Aber die Mehrzahl scheint zu begreifen. Sie strecken sich nach der rettenden Hand und ziehen sich so aus dem eigenen, selbst geschaffenen Dreck. Sie beginnen wieder zu leben. Die Vergangenheit tief im Herzen eingebrannt, die Zukunft vor Augen. Ich möchte an dieser Stelle den Schriftsteller Daniel Silva zitieren. Er ließ in einem seiner Thriller seinen Protagonisten davon sprechen, dass das Leben nicht durch errungene Erfolge geprägt wird, sondern durch überstandene Katastrophen.

Habe ich nun meine Katastrophe überstanden? Ist sie für mich prägend? Ich beantworte diese Fragen mit ja. Aber das „Ja“ war schwer zu kapieren. Es formierte sich in der fortlaufenden Therapie. Auch sehe ich meinen Weg aus dem Elend noch nicht abgeschlossen. Ich muss jeden Tag neu kämpfen. Es ist schlicht nicht möglich zu garantieren, ein Leben lang abstinent zu bleiben. Es ist vielmehr ein entschlossener Wille den Kampf Tag für Tag, Stunde für Stunde anzunehmen und zu siegen. Es geht nicht zu sagen: „Ich bleibe die nächsten fünfzig Jahre abstinent.“ Was ist ab dem einundfünfzigsten Jahr?

Ich möchte mich nicht mehr selbst belügen. Ich möchte allerdings auch nicht den befreiten Besserwisser spielen, der anderen Menschen das Leid abzunehmen versucht. Ich kann nur ehrlich aufklären. Einen ersten Versuch unternahm ich in der Mitte der Therapie. Eine Schulklasse des Berufsinformationszentrums war zu Gast und wollte sich über die Gefahren der Sucht aufklären lassen. An dieser Runde nahmen neben dem Cheftherapeuten und zwanzig Schülern auch zwei mir sehr nahe stehende Mitpatienten teil. Es war ein erstaunlich offenes Gespräch. Die Schüler zeigten keine Kontaktscheue und es wurde ein ernster, aber gelöster interessanter

Gedankenaustausch. Bedrückend hierbei war für mich zu erkennen, dass das Thema Sucht auf immer Jüngere trifft. Teilweise liegen die ersten Kontakte mit Drogen und Alkohol schon vor dem vierzehnten Lebensjahr. Viele kannten die Sucht auch aus ihrem Umfeld und wir konnten ihnen leider nur die volle Wahrheit sagen. Nämlich die Wahrheit, dass ohne professionelle Hilfe und Selbsteinsicht nichts zu machen ist. Eine verstörende Wirklichkeit, aber leider die unabänderliche Tatsache.

In diesem ganzen Gespräch fiel mir vor allem eine achtzehnjährige Mitpatientin auf. Offen, ehrlich, trotz ihrer geringen Lebenserfahrung erstaunlich genau im Benennen und Einkreisen der Problematik. Sie sprach klar, die Schüler konnten direkt spüren, was passiert, wenn der Kampf gegen die Sucht auf der Kippe steht. Eine bemerkenswerte Persönlichkeit, die trotz des erfahrenen Leids mit beiden Beinen im Leben steht. Es war auch für mich eine Bereicherung, mich mit ihr zu unterhalten und Rat anzunehmen. Sie sagte, sie könne nicht verstehen, dass ihr Menschen vertrauen und sie mögen. Ich kann jetzt sagen, dass ich es tue. Ein besonderer Satz von ihr ist mir dabei in Erinnerung geblieben: „Du bist nicht gefallen, du bist nur gestolpert."

Solche Gesprächsrunden tun unheimlich gut, wenn man in einer scheinbar aussichtslosen Situation steckt. Sie lindern Schmerz und verbreiten Lebensmut. Sie lassen Freiheit wieder zu. Eine Siegerrunde kann jeder Trottel laufen, aber eine Strafrunde kann zum Nachdenken anregen. Ich habe die Strafrunde genutzt. Einen Oscar werde ich wohl nicht mehr für mein Lebenswerk bekommen, aber mir wurde Zukunft geschenkt und die will und werde ich nutzen. Es geht immer weiter.

Vergänglichkeit kann später kommen...

Der erste Schnee fällt jetzt, die Weihnachtsmärkte öffnen ihre Pforten. Menschen hetzen durch die Fußgängerzonen, ich tue es nicht. Sie lassen Mitmenschlichkeit vergessen, ich tue es nicht. Die Kälte lässt sie verstummen, ich verstumme nicht. Im Gegenteil, ich ziehe mich an, fahre hinaus. Die Landstraßen ziehen sich entlang fröstelnder Wälder und Wiesen. Hinter Hügeln erscheinen kleine weihnachtlich geschmückte Dörfer. Lichterketten und Tannenbäume begrenzen die Straßen, lassen sie zu Alleen werden. Es ist jetzt Anfang Dezember und die dunkle Jahreszeit hat auch mich eingeholt. Reden wir uns das nur immer ein, oder erinnert sie uns an das Vergängliche, an die begrenzte Zeit. Ich möchte das nicht, ich möchte auch im elften und zwölften Monat des Jahres lachen können. Ich verstecke mich nicht, ich gehe hinaus und atme. Nichts riecht und schmeckt nach Vergänglichem, nichts rechtfertigt Trostlosigkeit und traurige Gedanken. Es ist die Freude der Kinder, die mit ihrer heißen Schokolade und leuchtenden Augen vor den Karussellen der Märkte stehen. Der Kinder, die in einen Bratapfel beißen oder sich im Kaufhaus verträumt das Puppenhaus anschauen. Keines dieser Kinder denkt negativ. Sie besitzen eine Freiheit, vor der wir alle den Hut ziehen müssten, einen Lebensmut, den wir nie mehr erreichen werden. Klar, wir haben Pflichten zu erfüllen. Pflichten, die uns manchmal nachdenklich oder ängstlich werden lassen. Aber was soll's. Jede zugestellte Rechnung besteht auch nur aus einem weißen Blatt Papier mit aneinander gereihten, verschiedenen Buchstaben und Ziffern. Stress ist nur das Produkt, zu dem wir es selbst werden lassen.

Ich laufe durch die Gassen Weimars. Die Buden des Weihnachtsmarktes schlängeln sich durch die Fußgängerzone. Menschen fahren rund um das Goethe-Schiller-Denkmal Schlittschuh. Lächeln und Mandelduft verschmelzen zur Glückseligkeit. Es ist das Weimar, das uns Deutschen so viel gegeben hat. Neben den zwei eben erwähnten Klassikern auch beispielsweise Herder und Wieland. Der Deutschen höchste Kunst spiegelt diese Stadt wieder, aber ein paar Kilometer weiter, auf dem Ettersberg, wurden Menschen wegen ihres Glaubens ermordet. Wieder dieses unausweichlich Gegenteilige. Höchste Kunst und schlimmstes Verbrechen. Menschlichkeit gegen Unmenschlichkeit. Abgründe wie sie auch die Sucht schaffen kann. Himmel hoch jauchzend in der Stunde der Kontamination und am Boden zerstört in den Klauen des Teufels beim schrecklichen Erwachen. Verklärung des eigenen Daseins, durch Lügen und Ausflüchte in die Fänge der falschen Wahrheit.

Was kann ich hieraus wieder lernen? Dass alles vergänglich ist? Nein, das wäre zu plump, zu religiös und damit beantwortet, dass wir alle irgendwann abtreten müssen. Es ist die Frage nach der Ansicht. Es ist das Filtern des Guten von dem Bösen. Das Böse ist für mich klar definiert. Es ist das Gute, was ich für mich herausziehen muss. Das Gute, das so stark ausgeprägt werden muss, um meinen Alltag zu bestehen. Kontinuität schaffen. Halteseile installieren. Wie so oft in meinem Leben habe ich wieder Glück.

Durch die Sucht stehen Gefühle im Hintergrund. Man hat keine Geduld und keine Lust mehr auf ehrliche Ruhe. Doch da ist noch jemand in mein Leben getreten. Da kam plötzlich ein Engel zu mir und vertrieb dunkle Wolken. Ein Engel, der mich mitnahm auf eine Reise. Sie führte mich weg aus dem Negativland, hinein in ein wahr gewordenes Traumland. Ich dachte, dass ich Geborgenheit so nicht mehr spüren werde und jetzt sowieso abgestempelt in einer Klinik den Rest des Jahres verbringen werde. Diese Frau ließ mich spüren, was Vertrauen bedeutet. Sie zeigte mir durch ihr Lächeln, dass ich immer noch ein Mensch bin. Sie erweckte Gänsehaut auf tot geglaubter Oberflächlichkeit. Wenn ich an diese besondere Frau denke, darf und muss ich an eine wunderschöne Zukunft denken. Nicht mehr allein. Ich freue mich auf alles. Auf Weihnachten, Ostern und den Sommer und auf nächstes Weihnachten und, und, und.

Wie kann ein einzelner Mensch das bewirken, was sie geschafft hat. Wenn Liebe ein Denkmal verdient hätte, dann würde es aussehen wie sie. Mit leuchtenden Augen, einer feengleichen Silhouette und einem Lächeln, das verstörte Herzen träumen lässt. Sie ist mein Anker, mein Hafen und mein Fels. Es ist schön und gibt mir Sicherheit.

Therapie ist Arbeit

Der Therapiealltag rannte in einem Tempo, das dreizehn Wochen als ganz kleinen Teil des Lebens wirken ließ. Aber jede dieser Wochen wollte ich für mich nutzen. Wollte ich mich selbst aufarbeiten. Es ist einfach, immer alles in sich hineinzufressen, bis der Tag kommt, an dem man platzt. Und weiß Gott, es gab viele solche Situationen während der Therapie, in denen die innere Ruhe aus den Fugen zu gleiten schien. War da doch der Mitpatient, der eine Glastür durch seine aufgestaute Energie zum bersten brachte. Waren da doch die vielen jugendlichen Mitpatienten, die den Aufenthalt in der Klinik mehr als Schullandheim verstanden. Lautes Schreien, ein stampfender Fortbewegungsdrang und das nicht Einhalten von Regeln waren an der Tages- und Nachtordnung. Auch konnte ein gewisser Fortpflanzungstrieb nicht wirklich geleugnet werden, so dass es schwer nachvollziehbar war, dass an einigen Patientenzimmern keine rote Laterne vorzufinden war. Böse Zungen und eine gewisse Arroganz, meine schlechterweise mit eingeschlossen, behaupteten, wenn man mit diesen Leuten in einen Zoo fahren würde, würden die Gorillas die Bananen wieder zurückschmeißen. Ich musste lernen, dass der richtige Umgang mit diesen Leuten Teil der Therapie war. Ein kluger Therapeut, den ich für den Umgang mit der Suchtthematik sehr bewundere, riet mir, wie auch den anderen Patienten, diese Mitpatienten auf ihr Verhalten und Wirken aufmerksam zu machen. Ich gebe zu, hier habe ich versagt.

Therapie heißt auch, Fehler zu machen. Sei es der Rückfall, dem ich trotz der Möglichkeiten, Alkohol und Drogen in den Klinikmauern zu erstehen, entgangen bin oder einfach nur der ungeübte Umgang mit Menschen, die andere Ansichten haben. Jeder hat in diesen Wochen etwas gelernt, ob er wollte oder nicht. Ich bin ruhiger geworden. Das heißt nicht, dass ich mich nicht immer noch über die unreife und asoziale Haltung einiger Mitmenschen tierisch aufrege. Aber ich habe gelernt, es auch mal gut sein zu lassen. Tatsachen hinzunehmen, Entscheidungen anderer zu ertragen. Aber die Verarbeitung dessen zu erlernen, dafür reichen mir dreizehn Wochen nicht. Also...

„Da steh' ich nun, ich armer Thor, und bin nicht unbedingt klüger als zuvor...“

Was habe ich gelernt? Woran kann ich mich festhalten? Fakt ist, ich habe meinen roten Faden wieder gefunden. Den Faden meiner eigenen Freiheit, des unbedingten Willens nach Veränderung. Aber auch den Faden des Hinterfragens, der Wachsamkeit und der Einsicht. Ich bin kein besserer Mensch als vorher. Ich bin ein Mensch. Punkt. Mit Ecken und Kanten, Positivem und Negativem, Geistesblitzen und Dummheit. In uns allen steckt auch immer noch ein Kind. Dieses Kind darf nicht sterben. Mit ihm würde die Sonne des Lebens untergehen. Ich muss mir einen Teil Unbekümmertheit bewahren, um nicht alles so ernst zu nehmen.

Ich habe die Zeit der Therapie genutzt, ich habe verstanden. Aber ich muss auch verstehen, wenn andere damit nicht umgehen können. Hier verging die Zeit, zu Hause aber auch. Und auch in dreizehn Wochen kann sich einiges verändern. Ich bin dankbar für mein Leben, mit allen Höhen und Tiefen und ich bin allen Menschen dankbar, denen ich in den neunundzwanzig Jahren dieses Lebens begegnet bin. Egal, ob sie mir weiterhalfen oder nicht, ob sie für mich da waren oder nicht, ob sie mit mir weinten oder lachten. Jeder von ihnen hat seinen Fußabdruck in meinem Leben hinterlassen und es ist an mir, diese Fußabdrücke zu erhalten.

Es ist auch ähnlich wie beim Billardspielen, übrigens ein treuer Begleiter während der ganzen Therapiefreizeit. Solange die schwarze Kugel nicht eingelocht ist, ist es nicht vorbei. Ich kann noch so viele Kugeln auf dem Tisch haben und der Gegner nur noch die Schwarze. Aber so lange diese nicht in einem der Löcher verschwunden ist, kann ich immer noch gewinnen. Es ist wie im wahren Leben, es muss bis zum Schluss gekämpft werden, ohne nachzugeben. Man darf nur nicht aufgeben und sollte auch Rat zulassen. Wenn ich also in ein paar Tagen hier ausscheide, muss ich die nötigen Schritte allein gehen. Allein, aber mit Hilfe! Ich werde weiterhin immer freitags die Selbsthilfegruppe besuchen und ich werde achtsam sein. In erster Linie auf mich selbst. Werde genau abwägen, was meinem Körper gut tut und was nicht. Ich werde nur das zulassen, was mich weiterbringt und nur die Menschen an mich heranlassen, die es wert sind und mich auf meinem Weg bestärken und mit konstruktiver Kritik begleiten.

Ziele

Am Anfang der Langzeitentwöhnung werden Ziele festgelegt. Diese Ziele sind individuell, jeder muss sie für sich selbst finden. Hier möchte ich Ihnen kurz meine Ziele wiedergeben:

1. langfristige Abstinenz
2. berufliche Neuausrichtung
3. soziale Wiedereingliederung

Diese von mir selbst bestimmten Ziele klingen einfach und banal. Aber für mich spiegeln sie eine Strategie wieder. Einen roten Faden, der mich davor bewahren soll, wieder in alte Muster zu verfallen. Aber der erste Punkt ist auch gleichzeitig der wichtigste und schwerste. Abstinenz heißt, Verzicht zu lernen und durchzuhalten. Feiern ja, aber immer unter Kontrolle, Spaß haben auch ohne Alkohol. Volksfeste, Bierwochen, Weinfeste, Weihnachtsmärkte – alles potentielle Gefahrenquellen. Gefahren die als solche in meinem Kopf erkannt werden müssen. Rechtzeitig, um handeln zu können. Entweder meide ich diese Festivitäten in Zukunft, was der totalen Abstinenz zugute kommt, aber in unserer heutigen Zeit auch gleichzeitig den Punkt drei „Teilnahme am sozialen Leben" schwerer erscheinen lassen. Ich muss einen gesunden Mittelweg finden. Freundschaften können auch ohne Alkohol gepflegt werden, feiern heißt nicht, Alkohol zu gebrauchen. Feiern heißt leben. Mit Haut und Haaren. Ich möchte am Leben teilnehmen, aber ich möchte auch entscheiden, was gut für mich ist und wie lange es gut ist. Freundschaften können nur dann bestehen, wenn ich auch die Kraft habe, sie zu pflegen. Keiner wird sich mir anvertrauen, wenn ich ihn oder sie nicht verstehen kann und Vertrauen nicht aufgebaut werden kann. Ich möchte genießen, Freundschaften teilen und gute Gespräche führen.

Sozial bedeutet für mich auch, dass man die Umwelt nicht aus den Augen verliert. Ich kann die Welt nicht retten, aber ich kann mit offenen Augen durchs Leben gehen. Das wird mir jedoch nicht gelingen, indem ich meinen Kopf mit allen möglichen Dingen voll stopfe. Das vernünftige Maß muss ich noch finden. Ich kann mich nicht um alles kümmern. Das ist mit einem Eimer zu vergleichen. Wenn er überfüllt ist, kann er nichts mehr aufnehmen und läuft über. Ich muss und möchte für mich Müllkippen schaffen. Sie sollen an die richtigen Stellen so platziert werden, dass ich von Zeit zu Zeit meinen Eimer entleeren kann, Neues aufnehmen kann und von den Gedanken nicht erdrückt werde. Helfersyndrom hin oder her, das muss aufhören, wenn ich mich selbst retten will. Ein neues Loch wie Burnout oder gar einen Rückfall möchte ich mir nicht schaufeln, geschweige denn antun. Ziele sind leicht zu formulieren. Schwierig ist deren Umsetzung allemal. Es ist mir klar, dass die Zukunft auch wieder Hürden hervorbringen wird und mich vor Aufgaben und Probleme stellt, die ich nicht alleine meistern kann. Es werden angeblich ausweglose Situationen auftreten, die mich ratlos und traurig machen. Doch jetzt habe ich meine Helferlein. Meine Stützen im realen Leben sind aufgestellt, Rastplätze gebaut und Engel breiten schützend ihre Flügel über mich aus.

Anfang nach dem vorzeitigen Ende

Noch drei Tage, dann ist es soweit. Ich gehe die ersten Schritte in mein neues Leben. Die Familie und einige Freunde nehme ich aus diesem alten Leben mit. Sie sind die Konstanten, für die allein ein Kampf gegen den Alkohol schon lohnenswert ist. Neues wird hinzukommen, positiv wie negativ. Ich werde die ruhigen Hügel des Thüringer Waldes verlassen. Die Wälder wachsen auch woanders. Das Singen der Vögel wird mich überallhin begleiten. Ich möchte endlich anfangen, den Kreis neu zu öffnen. Es kommt für mich noch kein Ende in Frage. Ich muss an meine Therapeutin denken. Sie analysierte mich richtigerweise als Kopfmenschen. Als jemanden, der klare Definitionen von seinem Leben und Ansichten hat. Jetzt möchte ich aber der Bauchmensch sein. Derjenige, der auch mal unorthodoxe Entscheidungen trifft, der spontan durchs Leben geht, der zwar weiß, was er will, aber Richtungsänderungen in Kauf nimmt. Ich möchte mich nicht verstecken, ich möchte für alle da sein, aber an oberster Stelle für mich. Ich möchte für meine Prinzipien einstehen und kämpfen und ich wähle die Freiheit! Jetzt! Bedingungslos!

Weihnachten. Das Fest, an dem Glücklichsein vorgelebt wird. Überall bei den Menschen sieht man lachende Kinder, festlich geschmückte Tafeln und alljährlich wird zum großen Spenden aufgerufen. Sollte man während des restlichen Jahres eigentlich nichts spenden? Ist da dann alles gut, gibt es im Sommer kein Leid? Wie scheinheilig denkt unsere Gesellschaft, dass immer nur an bestimmten Tagen den Armen und Bedürftigen gedacht wird. Eines hat die Zeit in der Klinik bei mir auch bewirkt. Ich werde mehr Dinge hinterfragen, nicht mehr alles als gegeben hinnehmen. Mich auch mal gegen den normalen Wahnsinn auflehnen, neue Wege gehen.

Weihnachten ist aber auch die Zeit der Fallen, die Sucht geplagte Menschen überstehen müssen. Es sind nicht nur die Märkte, die zum Trinken einladen. Einladend sind vor allem die kuscheligen Abende vorm Kamin, die Feiern, aber auch – und das ist die gefährlichste Hürde – das Alleinsein. Ich bin dieses Jahr allen Weihnachtsfeiern ferngeblieben. Die Welt dreht sich weiter, auch ohne mich. Märkte habe ich selten besucht, und wenn dann nur, um den guten Tiroler Schinken oder Weihnachtsgewürze zum Kochen zu kaufen. Allerdings habe ich auch wieder Glück. Ich kann das Fest der Feste im Kreise meiner Familie feiern. Heiligabend Bescherung unterm Weihnachtsbaum, am ersten Feiertag Weihnachtsessen in einem guten Lokal und am zweiten Weihnachtstag der Besuch bei der Großmutter.

Wie würde es mir aber gehen, wenn ich allein wäre? Wie einsam muss ein Mensch sich an Weihnachten fühlen, der nichts hat. Keine Familie, keine Weihnachtsbräuche. Nur sich … und die Flasche. Und der Kreislauf beginnt dann wieder von vorne. Sich den Frust und die Einsamkeit von der Seele trinken. Da das Gefühl nicht lange anhält, muss er es am ersten und zweiten Feiertag wiederholen, bis, ja bis Silvester vor der Tür steht. Ein Silvester, wo er natürlich wieder nirgends eingeladen ist. Das er wieder mit sich und der Flasche verbringt. Ausgeschlossen vom Leben. Vielleicht wird er gerettet, indem ihn ein Engel zur Entgiftung fährt. Und dann ist da wieder dieses tiefe Loch.

Ich möchte das nicht mehr. Ich habe ein Weihnachtsfest, das mir Sicherheit gibt. Ein Fest, das ohne Alkohol schön ist. Keine Sorgen, keine Probleme. Für Silvester habe ich ebenfalls vorgesorgt. Wir machen einen Familienausflug. Feiern ja, aber im kleinsten Kreis.

Neues Jahr: alles neu...

Es ist der erste Januar und es liegt endlich der ersehnte Schnee. Im Fernsehen wird das Neujahrsspringen übertragen. Glückliche Gesichter im sonnigen Skistadion von Garmisch-Partenkirchen. Alle lachen, sind fröhlich und feiern. Wieder sind die Alkoholwerbung und die Sekt-, beziehungsweise Bierflaschen nicht zu übersehen. Keiner spricht von Gefahr, warum auch. Diese Menschen können augenscheinlich mit den Alltagsdrogen umgehen. Ich muss lernen, diese Feiern anders zu genießen. Warum nur habe ich einmal gedacht, dass man nur mit Alkohol feiern kann? Ich lag so was von falsch und natürlich kann und darf ich wieder an solchen Festen teilnehmen. Nur eben ein bisschen anders. Mit anderen Schwerpunkten. Das verinnerlicht zu haben, bringt mir viel, und ich freue mich auf zukünftige Feiern und Events. Sie alle sind eine Prüfung für mich, aber ich werde diese Herausforderung überstehen.

Ich habe mir ein Gerüst aufgebaut. Diese ist stabil und trotzt den Gefahrenquellen. Ich muss nun dafür sorgen, dass es regelmäßig gewartet wird. Heute ist wieder so ein Wartungstag. Es ist der zweite Tag des Jahres und ich gehe zur wöchentlichen Sitzung des „Blauen Kreuzes“. Wie wohl meine Freunde in der Selbsthilfegruppe das Weihnachtsfest und den Jahreswechsel vollbracht haben? Ich kann berichten, dass meine Feiertage überaus positiv waren, kann mir jedoch auch vorstellen, dass es nicht alle einfach hatten. Die Gespräche innerhalb der Gruppe bleiben natürlich vertraulich, das ist nur einer der zahlreichen positiven Aspekte der Gruppe. Diese Gruppe hat auch die Fähigkeit, Menschen die wieder oder sogar mehrmals ins Straucheln gekommen sind, aufzufangen und auf den richtigen Weg zu bringen. Dafür bin ich sehr dankbar. Ich spüre jedes Mal nach der neunzigminütigen Gruppenstunde ein wohliges Gefühl. Ein Gefühl der Geborgenheit und des Verstandenwerdens. Es vermittelt mir die Kraft, die ich brauche, um die nächsten Tage wieder gestärkt anzupacken. Nach einer Woche, wenn die Kraft etwas nachlässt, ist ja wieder Gruppenstunde.

Ich möchte noch einmal auf die Zeit in der Klinik zurückkommen. Denn mir ist etwas aufgefallen, was eventuell für die Zukunft der Behandlungsweise Suchtkranker nützlich sein könnte. Es geht um die Diskussion, ob Drogenkranke und Alkoholkranke zusammen therapiert werden können. Ich bin kein Mediziner, sondern stütze mich hierbei nur auf Fakten, die ich in meiner eigenen Therapiezeit erfahren habe. Interessant ist zuerst einmal die Regenerationsphase des menschlichen Körpers. Diese ist bei Drogenkranken zirka dreimal länger als bei Alkoholsüchtigen. Eine Langzeittherapie wird in der Regel zwischen fünfzehn und sechsundzwanzig Wochen eingestuft. Es ist allerdings erwiesen, dass Drogenkranke bis zu eineinhalb Jahre brauchen, um körperliche und geistige Ausfallerscheinungen austherapieren zu können. Ein Alkoholiker kann das in fünfzehn Wochen schaffen.

Ich möchte nicht den Eindruck erwecken, dass ich Drogensüchtige anprangern möchte. Nein, im Gegenteil. Ich bin der Meinung, dass alle Süchtigen, egal welches Suchtmittel sie konsumiert haben, welchen Alters und welcher Herkunft, Hilfe bekommen sollen, wenn sie Hilfe wollen. Es geht mir vielmehr darum aufzuzeigen, dass die Art und Weise der Behandlung verschieden sein muss. Ich möchte das an einem prägnanten Beispiel aus meiner eigenen Erfahrung festmachen:

In den früheren Jahren war die Zahl der Alkoholiker deutlich höher als die der Drogensüchtigen. Mit Öffnung der Grenzen hat die Drogenflut allerdings einen größeren Markt gefunden. Das Problem ist also jünger. Was daraus ersichtlich ist, ist dass vermehrt jüngere Generationen (Jahrgang 1975 und aufwärts) zu Drogen greifen, während die Generationen um 1975 und abwärts vermehrt auf dem Alkoholsektor anzutreffen sind. Besonders effektiv hat sich die Droge Crystal Meth auf den Markt gedrängt. Insbesondere die grenznahen Bundesländer Bayern, Thüringen, Sachsen, Brandenburg und Mecklenburg-Vorpommern haben mit einer erhöhten Zahl von Crystal-Opfern zu kämpfen.

Machen wir nun einen Schwenk zurück zu der Klinik, in der ich war. In dieser Einrichtung, früher nur eine Klinik für Alkoholiker, hat man sich auf beide Stränge eingerichtet. Dies hat zur Folge, dass ein großes Spektrum an Generationen anzutreffen ist. Was bedeutete das nun für mich, mit meinen neunundzwanzig Jahren und dem Problem Alkohol. Nun ja, ich war meist älter als die Drogensüchtigen, aber unter den Alkoholikern einer der Jüngsten. Ich stand also während meines Aufenthalts des Öfteren zwischen den Stühlen. Zum einen widerten mich die Umgangsformen und Ansichten von Gleichaltrigen und Jüngeren an, zum anderen konnte ich mit den Einstellungen der älteren Jahrgänge nicht immer konform gehen. Ich war gezwungen, mir von allen Seiten das für mich Positive und Wichtige herauszuziehen und konnte von Glück reden, dass es mir gelang.

Eine sehr geschätzte Mitpatientin aus der Nähe von Meißen hat mir einmal gesagt, dass die Abgrenzung doch eigentlich aus einem ganz einfachen Grund herrührt. Die Älteren (Alkoholiker) haben ihr Leben anders als die Jüngeren (Drogensüchtigen) schon größtenteils gelebt. Bedenkt man, dass, wie ich aus zahlreichen Gesprächen mitbekam, das Eintrittsalter in den unkontrollierten Alkoholkonsum meistens bei über dreißig Jahren liegt. Die Patienten mit Drogenproblemen hingegen sind oft schon in der Schule mit dem Thema Drogen in Kontakt gekommen. Falsche Freunde und Gruppenzwang tragen ein Übriges dazu bei. Denk ich an meine Kindheit zurück, so wurde das Thema „Drogen“ nur selten und dann meistens im Biologieunterricht angesprochen. Der Alkohol war da schon realer existent.

Der illegale Aspekt ist ebenfalls nicht zu vernachlässigen. Viele der Drogensüchtigen haben schon einschlägige Erfahrungen mit der Justiz gemacht. Wenn nicht sogar schon Einflüsse des

Gefängnislebens für ihren Charakter prägend waren. Für Alkohol braucht man keinen Dealer, da reicht schon der Gang zur Tankstelle oder in den Supermarkt. So bin ich der Meinung, dass es von großem Nutzen ist, Suchtkranke nach Krankheitsbild unterschiedlich zu therapieren und zu betreuen.

Auch bei den Therapeuten selbst gibt es Unterschiede. Ich bin der Auffassung, dass Bezugspersonen in der Therapie, die ebenfalls ein Suchtproblem in ihrer Vergangenheit hatten, die Patienten besser erreichen können. Es reicht nicht, durch bloße Schulpsychologie das Krankheitsbild zu erforschen. Nein, es sollte ihnen möglich sein, sich in die Lage eines Suchtkranken hineinzuversetzen. Geistig, körperlich, aber auch sozial. Wer auch einmal ganz unten war, therapiert auf Augenhöhe. Das soll nicht heißen, dass andere Therapeuten beziehungsweise die Therapeuten mit Diplom nicht zur Genesung beitragen können. Es ist allerdings zu beobachten, dass sie sich zu oft an die aufgestellten Regeln halten und so keinen Spielraum und keine Flexibilität zeigen, auf unterschiedliche Charaktere einzugehen. Ich hatte keine Therapeuten mit Suchtbackground. Dafür hatte ich zwei wunderbare Menschen, die es verstanden, durch tiefes und manchmal auch störendes Bohren Fragmente des Lebens ans Tageslicht zu bringen, die es mir ermöglichten, die Dinge aus einem anderen Blickwinkel zu betrachten.

Ich möchte dies an einem Beispiel darstellen. Mittlerweile scheint die Sonne, an einem strahlend blauen Himmel und der Januartag zeigt sich von seiner kalten Seite. Ich habe lange gebraucht, um zu verstehen, was die Therapeutin mir sagen wollte, als es darum ging, wie ich mich selbst in der Öffentlichkeit, also der Gruppe sehe. Ich muss gestehen, ich war und – das ist immer so, wenn ich irgendwo fremd bin – anfangs recht scheu. Früher im Berufsleben wurde mir das einmal als Angst ausgelegt. Völliger Quatsch, soll doch mal jemand behaupten, dass er immer in neuen Situationen oder Lebensabschnitten mit wehenden Fahnen vorausgeeilt ist. Nein, ich war ruhig. Leider wird mir das all zu oft negativ ausgelegt. Denn das ist es nicht. Ich bin nur vorsichtig, versuche, mir erst einmal ein Bild zu machen, bevor ich ein vorschnelles Urteil fälle. Ich verließ mich hierbei nur auf mein Kopfgefühl, wollte ja alles richtig machen.

Halt! Da ist es wieder. *Alles richtig machen wollen.* Das habe ich nur von mir selber verlangt. Niemand hat mir je gesagt, dass ich keine Fehler machen darf. Ich habe immer nur von mir selbst Perfektion verlangt. Perfektion, die ich nicht erreichen konnte, aus welchen Gründen auch immer. Perfektion, die nie gewollt war. Perfektion, innere Perfektion, die mich letztendlich scheitern ließ.

Und so begann auch die Therapie. Ich war ruhig und abwartend. Wortmeldungen kamen von mir nur, wenn ich auch wirklich etwas zu sagen hatte. Mit Fortlauf der Zeit ändert sich das aber. Das ist ganz natürlich und selbstverständlich. Man lernt die anderen besser kennen. Sie lernen mich besser kennen und man gewöhnt sich an den Ablauf und die Organisation der Klinik. Auch ich wurde lockerer. Im Nachhinein kann ich sogar behaupten, dass ich während der Therapie mehr gelacht habe, als traurig zu sein. Therapie auch für die Seele. Aus Fremden wurden Freunde und man durchlebte den Alltag in der Klinik gemeinsam. Ging zusammen durch Höhen und Tiefen. Verabschiedete sich wieder, aber ist doch bis heute noch in Kontakt.

Ich habe in den ersten vier Wochen im Thüringer Wald Fragmente aufgeschrieben, die ich auch hier verarbeitet habe. Gedanken, die mich bewegten. Es war wie ein inneres Akzeptieren und Annehmen der Therapie. Aber auch der Schritt hin zu einem Neubeginn, nachdem ich die Nacht, meine Nacht, verlassen habe. Die Therapeutin brachte mich dazu, nachdem ich ihr meine Zeilen vorlegte, den Text vor der gesamten Gruppe, immerhin zwölf Mitpatienten, vorzutragen. Die Resonanz war überwältigend, viele fanden sich in den Zeilen wieder und waren berührt. Das hatte zur Folge, dass ich dieses Textfragment auch auf der Internetseite des Allgemeinen Anzeigers von Saalfeld und Rudolstadt veröffentlichte. Es erschien immerhin auf der Ratgeberseite und wurde in einem Monat fünfzigmal gelesen. Doch worauf will ich damit hinaus? Man lobte mich für diesen Text in Stil und Inhalt, jedoch fiel es mir schwer, dieses Lob anzunehmen. Es passierte dafür das, was mir immer passiert: ich bekomme einen knallroten Kopf. Es ist für mich nicht einfach, Erreichtes als Erfolg zu verbuchen und es einfach mal gut sein zu lassen. Es muss immer dann noch eine Schippe draufgelegt werden. Zufriedenheit konnte ich nie einkehren lassen. Ich bin deshalb meiner Therapeutin im Nachhinein sehr dankbar. Sie hat es geschafft, mich zufrieden zu machen. Mir selbst den Wind aus den Segeln zu nehmen und erreichten Erfolg auch einmal zu genießen.

Von der Freundschaft im Glückskeks...

Ich schaue aus dem Fenster. Eisrosen befinden sich noch in dessen Ecken. Die Sonne lässt sie abbrechen und unmerklich leise am Rest der Scheibe heruntergleiten. Sie werden zu Tropfen, die am Fensterende zu Boden stürzen, nur um auf dem Selbigen wieder zu gefrieren. Der Wind weht leise und bläst Schneereste von den Tannenbäumen. Diejenigen, die als Weihnachtsbäume dienten, liegen tot am Straßenrand. Glanzlos, wie ein Stück lebloses Kaminholz. Einst bewundert und jetzt von vorbeifahrenden Autos mit Schneematsch bespritzt. Ich sitze im Warmen, der Dampf meiner Tasse Tee wirbelt in die Höhe und lässt wiederum das Fenster beschlagen. Ich sitze auf der wohligen Seite, am glücklichen Ende. In diesem Zusammenhang fällt mir der Zettel eines chinesischen Glückskekses ein, denn ich vor ein paar Tagen gehört habe. Auf ihm stand:
„Freundschaft ist wie guter Wein, je älter desto besser.“

Auf den ersten Blick fällt mir das Wort *Wein* sofort wieder auf.

Wein = Alkohol.
Alkohol = Vergangenheit.
Vergangenheit = Sucht.
Sucht = böse.
Also: Wein = böse.

Stopp! Das ist die Sichtweise eines Abstinenzlers. Aber was haben sich die alten Chinesen dabei gedacht. Ein Jahrtausende altes Volk mit vielen Geheimnissen und Traditionen. Eine Kultur, die auf die Weisheiten ihrer Gelehrten vertraut und Werte vertritt. Es geht also nicht um das Getränk an sich, sondern die Metaphorik. Das Altern des Weines als Wertsteigerung, Reifung als Kunst oder die Ausprägung eines Charakters. Demgegenüber wird die Freundschaft gestellt. Das Pflegen der Freundschaft erfordert eben so viel Kunst wie der An- und Ausbau guter Weine. Eine Freundschaft wird über die Jahre besser und reifer. Gute Lagerung beim Wein steht gute Pflege der Freundschaft gegenüber. Ich habe so einen Freund. Ich kenne ihn seit dem September 2001. Wir waren gemeinsam in der Pubertät, haben zusammen die Freizeit verbracht und ließen keine Feier aus. Wir haben die Distanz zwischen uns durch unseren beruflichen Werdegang vergrößert. Es hat aber nie die Distanz unserer Freundschaft verändert. Und ich weiß, nein ich bin sicher, dass er auch meine jetzige Situation verstehen wird und auch in Zukunft mein Begleiter ist.

Ach ja, nur eines noch: Wenn in der alten Freundschaft ein Fehler auftritt, kann man ihn durch Gespräche wieder beheben. Wenn aber der alte Wein einen Fehler hat, sprich er korkt, muss man ihn wegschütten, denn er ist wertlos geworden. Jahre hin, Jahre her!

Die Sucht kann vieles kaputtmachen. Sie kann, wie eben erwähnt, Freundschaften beenden. Sie kann bewirken, dass sich Kinder von ihrem Elternteil lossagen. Sie kann Ehen beenden oder berufliche Karrieren auslöschen. Es sollte die Pflicht eines jeden Süchtigen, der Hilfe möchte, sein, diese durch ihn verursachten Brüche wieder zu kitten. Man sollte sich aber nicht allzu viele Illusionen machen, manchmal hat der Alkohol oder die Droge zu viel Unheil angerichtet, als dass man es wieder hinbiegen kann.

Viele werden durch die Sucht verletzt. Co-Abhängigkeiten treten auf. Man versucht durch Vertuschung viel abzuwenden. Am Ende muss man jedoch feststellen, dass es kein Entrinnen gibt. Meiner Meinung und Erfahrung nach geht eine Entwöhnung von der Sucht nur durch professionelle Hilfe in Form einer Langzeitentwöhnung. Auch danach muss noch Hilfe in Anspruch genommen werden. Das vorher erwähnte Gerüst darf nicht mehr zusammenfallen.

Was sein wird...

Viele Patienten gehen euphorisch aus so einer Therapie heraus. Sie schöpfen wieder neuen Lebensmut, sehen die Zukunft jetzt positiv und freuen sich auf all das, was noch in ihrem Leben kommen wird. Ich muss zugeben, auch mich hat ein besonderer Elan gepackt. Ich habe wieder Pläne und viele Träume, die ich mir in der Zukunft erfüllen werde. Jedoch bin ich mir auch im Klaren, dass das nur Momentaufnahmen sind. Es werden auch wieder schlechte Zeiten kommen, in denen ich einen kühlen Kopf behalten muss und Zuversicht brauche. Ich werde Hindernisse überklettern müssen, die ich vielleicht nicht immer allein schaffe. Um es mit der Sprache des Fußballs zu sagen: Das Einlaufen habe ich geschafft, aber es ist noch nicht einmal der Anstoß vollzogen. Ich muss mir nur eines bewahren, mir selber treu zu bleiben. Meine Kraft auf das Wesentliche zu konzentrieren und auf mich selbst achten.

Achtsamkeit ist wohl das Schwerwiegendste, das während der Suchtkrankheit verloren geht. Die Achtsamkeit sich selbst gegenüber, aber auch die Achtsamkeit gegenüber Dritten. Wenn ich es nicht einmal schaffe, meine eigene Wohnung in Schuss zu halten oder mich selbst zu ernähren, wie soll ich mich da um Freunde, die mich vielleicht auch brauchen, kümmern. Wenn ich nicht einmal den Beruf ordentlich ausführen kann und nicht motiviert bin, wie soll ich dann die Kraft aufbringen, mich um meine Familie zu kümmern?

Am Ende ist mir eines klar geworden. Ich möchte mir diese Fragen nicht mehr stellen müssen. Ich will eigenverantwortlich mein Leben führen, für mich und andere da sein und erreichen, dass mein Leben sinnvoll in geordneten Bahnen verläuft.

Danke...

Es ist nicht leicht, um Verzeihung zu bitten. Es fällt auch schwer, mir einzugestehen, dass ich auf dem Irrweg war. Noch viel schwerer ist es, einen wirklichen Neuanfang zu starten. Es bedeutet, gnadenlos auszusortieren. Altes, nicht Geliebtes und Gebrauchtes, aber auch fälschlicherweise für richtig Gehaltenes auf den Müll der Vergangenheit zu werfen, kostet Überwindung. Der Papierkram des Lebens muss neu ausgefüllt werden. Ich muss wieder Wurzeln schlagen. Manch Altes, wie die positiven Erinnerungen, darf mit, anderes wiederum möchte ich an dieser Stelle begraben. Mit der Zukunft im Blick möchte ich das Herz mitnehmen, aber nie die mahnende Erinnerung vergessen. Ich bin dankbar, heute hier sein zu dürfen. An meinem Fenster, bei Sonnenschein, im Warmen. Ich weiß aber auch, dass mich nur ein zwanzig Zentimeter dünnes Mauerwerk von dem Draußen, dem Alleinsein trennt. Ein ehemals leuchtender Christbaum, der nicht mehr gebraucht wird, möchte ich nicht sein.

Wie geht es also weiter? Ein neuer Beruf soll im Rahmen einer Umschulung her. Auf eine bestimmte Branche möchte ich mich nicht festlegen. Ich weiß nur, die Gastronomie soll es nicht mehr sein. Keine Schichtarbeit mehr. Wochenenden und richtige Feierabende für mich, zum Ausspannen und Neuordnen. Alles fromme Wünsche, die vielleicht nicht zu realisieren sind, aber ich will es zumindest versuchen. Ein Umfeld, das Zusammenhalt garantiert. Eine Beziehung, die mir Halt und Wärme gibt. Neue Schritte im alten Hobby, der Wechsel in die ortsansässige Schiedsrichtergruppe. Teilnahme an Veranstaltungen mit Freunden und Bekannten. Die Gesellschaft anderer wieder genießen, aber immer mit dem Blick auf mein Wohlergehen gerichtet. Alles andere kommt von selbst. Aber für meine Gesundheit bin ich selbst verantwortlich. Übrigens steht in meinem Glückskeks:

„Sie bleiben gesund und munter!“

Ich danke aber auch denen, die mir während der Therapie durch ihr Fehlverhalten oder unverschuldetes schwieriges Leben gezeigt haben, wie gut es mir doch eigentlich geht und wie glücklich ich sein sollte, mein Leben führen zu dürfen. Es sind besonders diejenigen, die Regeln gebrochen haben, die mir durch ihre Naivität und Unverschämtheit vor Augen führten, was ich schon richtig gemacht hatte und beibehalten sollte. Es sind diejenigen, denen ich auch danke, deren Dummheit so ins Grenzenlose ging, dass sie mir den besten Grund für ein abstinentes Leben gegeben haben, nämlich nie mehr eine solche Therapie machen zu müssen!

Vielmehr danke ich aber für die vielen Gespräche und aufmunternden Worte und Gedanken, die mir mit auf meinen harten Weg gegeben wurden. Die Nähe und Liebe, wie sie nur Eltern und Geschwister vermitteln können. Den Humor einiger Mitpatienten, die mit mir auch Spaß an der Therapie hatten. Den guten Seelen des „Blauen Kreuzes“, die mir jeden Freitag Zusammenhalt vermitteln und Lösungen selbst da aufzeigen, wo jede Hoffnung verloren scheint.

Ich danke...

... denn Sündern, mit denen ich lieber lache, als dass ich mit Heiligen weine.

... meinem inneren Schweinehund. Möge er nie aufhören zu grunzen und zu bellen.

... den aufrichtigen, echten Freunden.

… dem Erfinder der Glückskekse. Möge er noch lange Kreativität beweisen.

… all denen, die mir ein treuer Begleiter sind. Mögen sie ein festes Schuhwerk besitzen.

… Raum 519 in der Klinik Bad Blankenburg. Möge er noch vielen Suchtkranken eine Zukunft aufzeigen.

Es geht nicht allein. Es geht nur in der Gemeinschaft. Und es geht nur mit dem eigenen, freien, persönlichen Willen so wie der Einstellung eines jeden Einzelnen zu seiner Krankheit und den Problemen.

Hinweis zum Urheberrecht im internetgestützten Vertrieb: Das Buch ist von der Niederschrift an gesetzlich geschützt. Das Urheberrecht, das dem Verlag eingeräumt ist, ist an keine Darbietungsform gebunden. Es kann als E-Book vertrieben werden, auf Datenträgern, gedruckt in einer Lagerauflage oder auf Bestellwunsch hin als Einzelstück. Auch wenn der Verlag für den umfassenden Vertrieb dieses Buches und für die Optimierung der Lieferung Internetlogistiker beauftragt, die das Buch weltweit im Land der Bestellung herstellen und sofort ausliefern, hält der Verlag die Rechte am Buch.

Made in the USA
Monee, IL
08 November 2026

67377478R00039